中国医学临床百家·病例精解

应 急 总 医 院

老年科疾病 病例精解

王春玲 / 主编

U0193833

科学技术文献出版社
SCIENTIFIC AND TECHNICAL DOCUMENTATION PRESS
·北京·

图书在版编目（CIP）数据

应急总医院老年科疾病病例精解/王春玲主编. —北京：科学技术文献出版社，2020.6
ISBN 978-7-5189-6215-0

Ⅰ. ①应… Ⅱ. ①王… Ⅲ. ①老年病—病案 Ⅳ. ①R592

中国版本图书馆 CIP 数据核字（2019）第 256133 号

应急总医院老年科疾病病例精解

策划编辑：蔡 霞 责任编辑：蔡 霞 责任校对：王瑞瑞 责任出版：张志平

出 版 者	科学技术文献出版社
地 址	北京市复兴路 15 号 邮编 100038
编 务 部	（010）58882938，58882087（传真）
发 行 部	（010）58882868，58882870（传真）
邮 购 部	（010）58882873
官 方 网 址	www. stdp. com. cn
发 行 者	科学技术文献出版社发行 全国各地新华书店经销
印 刷 者	北京虎彩文化传播有限公司
版 次	2020 年 6 月第 1 版 2020 年 6 月第 1 次印刷
开 本	787×1092 1/16
字 数	217 千
印 张	18.5
书 号	ISBN 978-7-5189-6215-0
定 价	128.00 元

主编简介

王春玲，主任医师，医学博士，原应急总医院干部医疗和老年病科主任（现在首都医科大学附属北京朝阳医院综合科）。

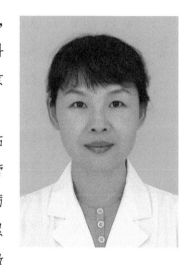

从事心血管疾病和老年病科临床工作 20 多年，在老年心脑血管病、内分泌疾病、静脉血栓性疾病及老年综合征的综合诊治方面积累了丰富的临床经验。兼任：中国微循环学会神经变性病专业委员会阿尔茨海默病生物标志物分会副主任委员、中国老年保健医学研究会高血压防治分会常务委员、北京医学会老年医学分会委员、北京高血压防治协会理事等。担任《中国心血管病研究》杂志编委、北京市科学技术委员会老年医学课题评审专家。主持和主要参与的科研项目包括：老年患者外科术前综合评估、非瓣膜病房颤患者脑卒中风险的评估、静脉血栓栓塞症危险因素的评估、阿尔茨海默症的发病机制与诊断治疗研究等；发表论文 80 篇（其中 SCI 8 篇），主编专业书籍 2 部，参编译 6 部。

编 委 会

主　　编　王春玲　应急总医院老年病科（现北京朝阳医院综合科）

副 主 编　赖　杰　应急总医院老年病科

　　　　　宋　昕　应急总医院老年病科

编　　委　（按姓氏拼音排序）

　　　　　崔立红　解放军总医院第六医学中心消化内科

　　　　　邓茂松　应急总医院影像科

　　　　　付　群　应急总医院老年病科

　　　　　耿　涛　应急总医院老年病科

　　　　　侯成成　应急总医院营养科

　　　　　李俊秋　首都医科大学附属北京中医医院放射科

　　　　　李长新　应急总医院老年病科

　　　　　刘　水　应急总医院药学部

　　　　　孟激光　解放军总医院第六医学中心呼吸科

　　　　　孙　莹　应急总医院老年病科

　　　　　王　佳　应急总医院老年病科

　　　　　张　琦　应急总医院老年病科

前　言

　　人口迅速老龄化已成为 21 世纪中国面临的重要挑战。中国 2018 年年底 60 岁及以上人口比重已达 17.9%，已成为全世界老年人口数量最多的国家。根据中国老龄化与健康国家评估报告预测，中国 60 岁以上老年人在 2040 年将增至 4.02 亿，中国人口老龄化进程居世界之首。可以预见，今后对老年科医生的需求量将随之快速增长。

　　与其他医学专科相比，我国的老年医学刚刚起步。但在国家卫生健康委员会的政策支持及中华医学会老年医学分会的推动下，老年医学专科的学科建设近年来发展非常迅速。相信作为新兴学科的老年医学在大家的共同努力下，一定会逐渐发展进步，让中国的老年人更好地享受到老年医学的发展成果，让健康老化不再是奢望。

　　在长期的临床实践中，我院老年科积累了不少珍贵的病例，这些患者都是多病共存、多重用药的老年人。本书中的病例突出了对老年科患者的共病管理，应用老年综合评估对患者进行全面的评估，对部分患者进行多学科合作模式管理，病例分析中尽可能详尽地介绍了在老年人复杂疾病处理过程中的临床思路和诊疗方案，每例患者均有随访的结果。本书每一篇病例的分析均结合了最新的专家共识及临床指南，贴近临床，实用性强，可为老年科医生、综合科医生、医学生提供借鉴和思路。

受不同医生的经验和业务水平所限，在病例的编写上出现错误及疏漏在所难免，望广大同仁斧正，共同讨论进步。

目 录

病例 1　老年综合征及老年综合评估的应用 ……………………………… 1

病例 2　老年重症肺炎、肺栓塞诊治及综合评估管理 ………………… 12

病例 3　老年综合评估的外科应用：骨科术前综合评估 …………… 28

病例 4　非瓣膜性房颤患者的血栓与出血风险评估 ………………… 44

病例 5　超高龄极高危急性心肌梗死 ………………………………… 52

病例 6　扩张型心肌病合并心房巨大血栓 …………………………… 63

病例 7　易被误诊的房性心动过速 …………………………………… 69

病例 8　老年风心病伴消化道出血 …………………………………… 76

病例 9　老年大叶性肺炎 ……………………………………………… 84

病例 10　老年特发性肺纤维化 ……………………………………… 92

病例 11　肺结核合并抗利尿激素分泌异常综合征 ………………… 100

病例 12　肺毛霉菌感染 ……………………………………………… 110

病例 13　隐球菌肺炎 ………………………………………………… 118

病例 14　变应性支气管肺曲霉病 …………………………………… 125

病例 15　老年人多重用药引起肝功能急性衰竭 …………………… 131

病例 16　老年不典型肝脓肿合并结肠癌 …………………………… 137

病例 17　老年带状疱疹合并肠梗阻腹痛 …………………………… 143

病例 18　以酮症酸中毒为首发表现的胆管癌 ……………………… 150

病例 19　血压正常的原发性醛固酮增多症 ………………………… 160

病例 20　神经内分泌肿瘤 …………………………………………… 166

病例 21　胰高血糖素样肽 1 类似物治疗 2 型糖尿病合并肥胖 …… 173

病例 22　老年 2 型糖尿病患者胰岛素泵强化治疗 ………………… 178

病例 23　动态血糖监测用于反复低血糖的老年 2 型糖尿病 ……… 183

病例24　老年肺炎伴发高血糖高渗综合征 ……………… 192

病例25　老年甲状腺功能减退症危象合并急性溶血性贫血 ……… 198

病例26　以头晕、全身乏力为表现的多发骨髓瘤 ……………… 206

病例27　以多浆膜腔积液为首发症状的红斑狼疮 ……………… 216

病例28　进行性核上性麻痹 ……………………………… 222

病例29　肺部感染呼吸困难就诊的老年重症肌无力 ……………… 230

病例30　老年脑梗死合并肺部感染 ………………………… 235

病例31　高龄下肢动脉硬化闭塞症 ………………………… 242

病例32　以反复脑出血为表现的脑淀粉样变性 ……………… 254

病例33　老年急性脑梗死出血转化 ………………………… 261

病例34　因肺部感染致老年谵妄 …………………………… 267

病例35　以躯体化障碍为首发症状的老年抑郁症 ……………… 273

病例36　从早期抑郁障碍发展成痴呆 ……………………… 277

病例37　抑郁状态合并共病的用药选择 …………………… 284

病例 1
老年综合征及老年综合评估的应用

病例介绍

患者，男，76 岁。因"发作性右侧肢体麻木 1 天"于 2018 年 9 月 28 日就诊。患者于入院前一天无诱因出现右侧肢体麻木，右下肢为著，伴血压升高，最高血压 180/90 mmHg，就诊时无头晕、头痛，无胸闷、胸痛，无一过性黑蒙、晕厥，无视物旋转，无耳鸣，无四肢抽搐，无肢体活动不利，无口吐白沫，无呕吐，无大小便失禁。

既往史：高血压病史 13 年，最高血压达 190/105 mmHg，平素规律口服氨氯地平片 5 mg，每日 1 次，血压控制在 140～150/80～95 mmHg。高脂血症病史 5 年，间断服用血脂康 2 粒，每日 2 次，

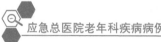
未监测血脂。否认糖尿病、冠状动脉粥样硬化性心脏病、风湿性心脏病等慢性病史。余无特殊。

[体格检查]

血压 170/96 mmHg，心率 76 次/分，心律齐，神志清，精神可，呼吸平稳。美国国立卫生研究所卒中评分量表（National Institute of Health stroke scale，NIHSS）：0 分（正常）。简易精神状态评分量表（mini－mental state examination，MMSE）：20 分。

[辅助检查]

血生化：总胆固醇（total cholesterol，TC）6.74 mmol/L↑，三酰甘油（triglyceride，TG）3.25 mmol/L↑；空腹血糖 5.0 mmol/L。肝肾功能正常。心肌酶谱正常。心电图：窦性心律。影像学检查：2018 年 9 月 28 日头颅磁共振弥散加权成像（MR Diffusion－Weighted Imaging，MR－DWI）示：左侧基底节区急性单发梗死灶。

患者行动迟缓，反应迟钝，进行老年综合评估检查，结果如下。

一般项目评估：粗测视力正常；听力减退；入睡困难，长期口服镇静药物。夜尿增多明显，长期便秘，常服通便药物。

躯体功能评估：基本日常生活能力活动评分（Activity of Daily Living Scale，ADL）：80 分。

跌倒史：无。

跌倒风险评估：高；头晕，右侧肢体活动不利，长期服用降压药；起立－行走测验（timed up go test，TUGT）27 秒（正常参考值＜12 秒），MORSE 跌倒评估量表评分：30 分。

认知功能评估（MMSE）：20 分。

心理情感评估：焦虑自评量表（self – rating anxiety scale，SAS）评分：56 分，抑郁量表（self – rating depression scale，SDS）评分：58 分。

营养风险评估（short – form mini nutritional assess ment，MNA – SF）评分：9 分。

服药记录：苯磺酸氨氯地平片 5 mg，每日 1 次；强力定眩片 4 片，每日 3 次；血脂康 2 粒，每日 2 次。

[初步诊断]

①急性脑梗死（左侧基底节）；②高血压病 3 级（极高危组）；③高脂血症。

老年综合征诊断：衰弱综合征；中度认知功能障碍；跌倒高风险；轻度营养风险。

[诊疗过程]

入院后给予阿司匹林肠溶片 100 mg qd、氯吡格雷片 75 mg qd 口服；阿托伐他汀 20 mg qd 口服；硝苯地平控释片 30 mg qd、氯沙坦钾 50 mg qd 口服。静脉滴注前列地尔 10 μg qd、神经节苷脂 80 mg qd 改善循环治疗。根据综合评估的结果，患者存在血压控制不稳定、易跌倒、营养不良和认知障碍的老年综合征问题。以此为出发点，拟定了以老年科医生为中心的多学科老年医学团队进行了以患者为中心的个体化诊疗方案。

跌倒高风险：进行预防跌倒及家居环境改造的宣教。

睡眠障碍：给予艾司唑仑 1 mg，每晚 1 次。

躯体功能障碍：患者听力较差，沟通减少，生活需辅助，建议专人看护，平时加强与患者的交流。

心理情绪障碍：抑郁评分58分，心理科医生建议，患者有情绪低落，但是家庭和睦，支持系统强，可以先进行心理疏导，暂时不需要药物治疗。

认知功能障碍：给予多奈哌齐5 mg，每日1次。

营养情况：调整饮食结构，给予优质蛋白、低盐、低脂饮食。

[治疗后转归]

经过针对急性脑梗死、高血压、高脂血症的医学专科治疗及老年医学多学科团队制订的个体化诊疗护理措施。患者住院2周后出院时，右侧肢体麻木、高血压、睡眠障碍得到明显改善，根据多学科团队针对老年综合征的处理方案，SDS评分减至46分，抑郁状态好转。慢性病控制达标，患者的行走和平衡能力提高，可独立行走50米以上，ADL 90分，患者及家属对此次的住院结果非常满意。

病例讨论

该例患者因急性脑梗死入院，入院后行动迟缓，反应迟钝，临床表现右侧肢体麻木，右下肢为著，伴血压升高，最高血压180/90 mmHg。患者存在多种慢性疾病，慢性疾病一般起病较为隐匿，且病情迁延不愈和病程时间较长，疾病虽对患者暂时无致命威胁，但病症长期累积会对老年患者的身体器官造成一定的损伤，会引发机体营养不良，机体运动功能、认知功能及生活自理能力下降，久治不愈，还会引发患者的焦虑、抑郁、烦闷情绪，从而加重病情，因此临床不仅需采取有效的治疗措施，同时还需综合评估患者在发病期间的其他相关因素，找出其疾病久治不愈和机体功能降

笔记

低的原因，再采取针对性的治疗和干预措施，在这种情况下，可采用老年综合评估工具对老年患者进行综合管理和评估。治疗前对该患者进行了老年综合评估，通过综合评估诊断出该患者存在老年综合征（geriatric syndrome，GS）。GS 是指老年人群尤其是老年衰弱人群中，由于急性疾患导致的临床症状，并能进一步导致功能的降低。2013 年亚太地区老年医学会发表共识，指出常见的 GS 包括痴呆、尿失禁、谵妄、跌倒、听力受损、视力受损、肌减少症、营养不良、衰弱、卧床、步态不平衡和压力性溃疡 12 个种类。评估 GS 的工具主要分为躯体功能、生活能力、心理情绪、社会健康和经济环境等。躯体功能主要分为一般功能及慢性疾病调查，采用问卷的形式，包括：口腔调查，吞咽功能评定量表（standardized swallowing Assessment，SSA）；听力调查，听力测试；视力，Snellen 视力表；日常生活能力评分量表（activity of daily Living，ADL）；步态和平衡调查，采用 MORSE 跌倒评估量表；心理情绪评估，焦虑－抑郁自评量表（SAS、SDS 评估量表）（表 1－1，表 1－2）；营养状况，简易营养评价法（MNA－SF）（表 1－3）；认知能力评估，MMSE 评分表、MOCA 量表等；社会支持需求和获得，领悟社会支持量表（PSSS 量表）。

对患者进行综合评估结果显示，患者存在多种慢性病（共病，Comorbidity），伴有多种老年综合征，出现生理功能下降。针对以上情况，对多学科团队的会诊意见进行整合后，制定出了一套老年综合征的特色诊疗方案（表 1－4）。在治疗原发病的同时，对患者的躯体功能减退、抑郁情绪及跌倒风险等一系列老年综合征的症状进行了综合干预。尽管该例患者的慢性病不会痊愈，但是老年综合征症状得到了改善，生理功能也得到了改善，患者非常满意。出院后门诊随访患者症状稳定。

表 1 – 1　Zung 氏焦虑自评量表（SAS）

请仔细阅读每一条，根据你最近一周的实际感觉，在适当的空格里划钩			
题目	没有或很少有（1分）	小部分时间有（2分）	大部分时间有（3分）	绝大部分或全部时间有（4分）
1. 我觉得比平常容易紧张和着急				
2. 我无缘无故的感到害怕				
3. 我容易心里烦乱或觉得惊恐				
4. 我觉得我可能将要发疯				
5. 我觉得一切都很好，也不会发生什么不幸*				
6. 我手脚发抖打战				
7. 我因为头痛、颈痛和背痛而苦恼				
8. 我感觉容易衰弱和疲乏				
9. 我觉得心平气和，并且容易安静坐着*				
10. 我觉得心跳得很快				
11. 我因为一阵阵头晕而苦恼				
12. 我有晕倒发作，或觉得要晕倒似的				
13. 我呼气吸气都感到很容易*				
14. 我的手脚麻木和刺痛				
15. 我因为胃痛和消化不良而苦恼				
16. 我常常要小便				

（续表）

题目	没有或很少有（1分）	小部分时间有（2分）	大部分时间有（3分）	绝大部分或全部时间有（4分）
17. 我的手脚常常是干燥温暖的*				
18. 我脸红发热				
19. 我容易入睡且一夜睡得很好*				
20. 我做噩梦				
总分				
标准分（总分×1.25，取整数部分）				
评价	无	轻	中	重

注：其中第5、第9、第13、第17、第19题，是反向题目，按4～1顺序反向计分。将20个项目的各个得分相加，即得总分；用总分乘以1.25以后取整数部分，得到标准分；评分标准：50～59分为轻度焦虑，60～69分为中度焦虑，70分以上为重度焦虑。

表1-2　Zung氏抑郁自评量表（SDS）

请仔细阅读每一条，根据你最近1周的实际感觉，在适当的空格里划钩

题目	偶或无	有时	经常	持续
1. 我感到情绪沮丧、郁闷				
2. 我感到早晨心情最好*				
3. 我要哭或想哭				
4. 我夜间睡眠不好				
5. 我吃饭像平时一样多*				
6. 我性功能正常*				
7. 我感到体重减轻				
8. 我为便秘烦恼				

（续表）

题目	偶或无	有时	经常	持续
9. 我的心跳比平时快				
10. 我无故感到疲劳				
11. 我的头脑像往常一样清楚*				
12. 我做事情像平时一样不感到困难*				
13. 我坐卧不安，难以保持平静				
14. 我对未来感到有希望*				
15. 我比平时更容易激怒				
16. 我觉得决定什么事很容易*				
17. 我感到自己是有用和不可缺少的人*				
18. 我的生活很有意义*				
19. 假若我死了别人会过得更好				
20. 我仍旧喜爱自己平时喜爱的东西*				
总分				
标准分 （总分×1.25，取整数部分）				
评价	无	轻	中	重

注：评分时间为过去一周内，第2、第5、第6、第11、第12、第14、第16、第17、第18和第20题为反序记分；把各题的得分相加为总分，总分乘以1.25，四舍五入取整数即得到标准分。评分标准：<50分为无抑郁；50~59分为轻度；60~69分为中度；≥70分为重度抑郁。

笔记

表1-3　MNA-SF营养评估

评估项目	分值
1. 你在过去的3个月有食物摄入减少吗？ 　　0 = 严重减少 　　1 = 中度减少 　　2 = 无改变	
2. 你在最近的3个月中有体重减轻吗？ 　　0 = 减轻≥3 kg 　　1 = 不知道 　　2 = 减轻1～3 kg 　　3 = 无减轻	
3. 活动能力： 　　0 = 仅在床或椅子上活动， 　　1 = 能离开床或椅子，但不能外出。 　　2. 可以外出。	
4. 在过去3个月内，有无重大心理变化或急性疾病？ 　　0 = 有 　　2 = 无	
5. 神经心理问题： 　　0 = 严重的精神紊乱和抑郁， 　　1 = 中等程度的精神紊乱， 　　2 = 无神经心理问题。	
6. 体重指数（BMI）（kg/m²）： 　　0 = BMI < 19 　　1 = 19≤BMI < 21 　　2 = 21≤BMI < 23 　　3 = BMI≥23 若无法测量体重，则测量腓肠肌围cc（cm），以评分： 　　0 = cc 低于31 cm 　　3 = cc≥31 cm	

评分标准：≥12分正常，≤11分有风险，≤7分营养不良，需营养科会诊。

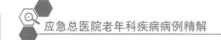

表1-4 老年综合征的特色诊疗方案

项目	评估内容	特色诊疗方案
躯体功能	ADL 评分下降	进行主动及被动康复训练；根据患者的具体情况专人主动协助穿衣、如厕、床椅转移、进食、洗澡等
认知与情感	老年认知功能下降（老年痴呆）	对患者语言、行为、记忆能力等方面进行训练，根据痴呆的程度必要时给予药物干预
	心理状态问题（抑郁、焦虑）	对于患者制定个体化心理疏导方案，并定期进行心理访谈，根据抑郁、焦虑的严重程度，必要时给予抗抑郁、焦虑药物
营养状态	营养风险	先应去除原发病病因，在营养师的会诊意见指导下，给予增强营养摄入，合理膳食搭配，必要时给予肠内外营养支持
共病	多病共存（同时患有5种以上疾病）	根据患者所患疾病严重程度，找出对患者造成严重功能损害的主要疾病
合理用药	多重用药（同时服用5种以上药物）	临床药师对患者的药物进行整合，给予个体化、规范化、合理化的用药方案
疼痛管理	慢性疼痛	去除原发病病因，可采取物理、音乐、心理等治疗方法缓解疼痛，根据疼痛程度必要时给予止痛药物干预
家庭支持	失独、空巢老人，社会支持低下	提出合理化建议，尽量取得社区、单位及家庭的配合，有条件的老人可请专人看护，并给予照料人专门的培训，以使特色诊疗计划得以延续

专家点评

　　这是一位在老年病科常见的老年综合征患者，存在多种疾病，需要把患者作为一个整体进行多学科的综合评估，给予综合治疗，才能真正改善患者的预后。传统的医学综合征是一种病因引起的不同症状或体征，如库欣综合征可以表现为多器官系统的异常，只治疗一种疾病即可，而老年综合征是多种老年问题引起的患者的衰弱（多因一果），因此需要综合评估。但以往对老年综合征认识不足，不够重视。建议在现有以疾病或器官为靶向的医疗系统中，采用老年综合评估（Comprehensive geriatric assessment，CGA）作为核心工具，以多学科团队的工作模式，包括老年病科医生和护士、临床药师、营养师、康复医生、心理医生等，对复杂的器官疾病采用多专科会诊的形式，更好地管控慢病。目的是从患者整体出发，解决患者最迫切需要解决的问题，并综合考虑患者的总体预后、治疗的可行性和依从性来优化治疗方案，最大化维持患者的功能状态和生活质量，可以将 GS 的评估、管理纳入到综合医院、老年康复及养老院、社区卫生服务中心的日常工作中，成为常规化和系统化的工作，并将部分内容纳入到现行医保体系中。

我国老龄化形势不容乐观，这也给医疗卫生工作带来了重大挑战，除了以疾病为主的临床治疗工作，更亟须开展 GS 评估和干预的科学研究和临床工作。将医疗工作的重心从疾病治疗扩大到对影响生活质量的症状的防治，这不仅能减少疾病发生和延长寿命，更能保护器官，提高生存质量，增加老年人群的生活信心和尊严，降低医疗成本，节约医疗资源，以更好地应对我国老龄化的挑战。

参考文献

1. 王秋梅, 刘晓红. 老年综合评估在老年医学工作中的应用 [J]. 中华老年多器官疾病杂志, 2016, 15 (8): 561 - 564.

2. 董碧蓉. 老年综合评估及其应用 [J]. 中华老年病研究电子杂志, 2015, 2 (4): 16 - 18.

3. ORZECHOWSKA - JUZWENKO K. Clinical drug trials in elderly persons [J]. Pol Merkur Lekarski, 2011, 30 (175): 41 - 44.

4. 秦碧勇, 戴立磊, 郑艳. 认知功能受损、共病数量对老年抑郁症患者生活质量的影响 [J]. 海南医学, 2016, 27 (16): 2594 - 2598.

病例2
老年重症肺炎、肺栓塞诊治及综合评估管理

病例介绍

患者，男，86岁。久居北京，冬季移居海南。主因"咳嗽、咳痰伴发热10天"入院。10天前患者出现高热、寒战，最高体温39.4℃，伴咽痛、咳嗽，咳少量黄白色黏痰，就诊于当地医院，胸部CT提示双肺渗出性病变，考虑肺部感染，给予头孢他啶和左氧氟沙星抗感染治疗7天，体温37~38℃，仍有咳嗽、咳痰，为进一步诊治入院。自发病以来，患者神志清，精神弱，言语少，饮食差，睡眠可，便秘，尿频，尿急，体重无明显变化。

既往史：记忆力减退10年，最近1年减退进行性加重，1个月前生活可自理，此次患病后生活不能自理；前列腺增生20余年；否认高血压病、冠心病、糖尿病等疾病，无药物过敏史，无烟酒嗜好。

[体格检查]

体温 36.7 ℃，呼吸 18 次/分，脉搏 110 次/分，血压 170/80 mmHg。神志清，表情淡漠，双肺呼吸音粗，双下肺可闻及干、湿性啰音，心律不齐，可闻及期前收缩，双下肢无水肿。

[辅助检查]

（2018 年 3 月 27 日外院）血常规：白细胞 7.05×10^9/L，血小板 112×10^9/L↓，血红蛋白 138 g/L，中性粒细胞 82.2% ↑。胸部 CT：双肺可见广泛渗出病变，少量胸腔积液。甲型流感病毒、乙型流感病毒阴性。血凝正常，D－二聚体 708 ng/mL↑，心梗三项 MYO ＞500 ng/mL↑，BNP 2281 pg/mL↑，CRP 7.71 mg/L。生化：谷丙转氨酶 76.6 U/L↑，乳酸脱氢酶 311 U/L↑，肌酐 127 μmol/L↑，谷草转氨酶 101.6 U/L↑。心电图：窦性心律，房性期前收缩。

（2018 年 4 月 6 日我院）心电图：窦性心律，窦性心动过速，房性期前收缩。生化：钙（Ca^{2+}）1.79 mmol/L↓（报危急值），谷丙转氨酶 59 U/L↑，谷草转氨酶（AST）54 U/L↑，肌酐（CRE）65.0 μmol/L，钾（K^+）3.22 mmol/L↓，白蛋白 25.5 g/L↓，乳酸脱氢酶（LDH）997 U/L。血气分析：酸碱度（pH）7.490↑，二氧化碳分压（PCO_2）36.0 mmHg，血氧饱和度（SaO_2）94.0%，氧分压（PO_2）84.0 mmHg，剩余碱（BE－B）4.0 mmol/L↑。NT－proBNP 3800 pg/mL↑。

[入院后综合评估]

（1）感觉：粗测听力、视力正常。

（2）睡眠：睡眠可，无入睡困难、失眠。

（3）尿、便失禁：无。存在尿频、尿急；便秘，大便 3～5 天/次，需服通便药物辅助通便。

（4）疼痛：无。

（5）躯体功能评估（表2-1）：①日常生活能力评估：ADL（Barthel 指数，表2-2）35分，严重功能缺陷；需进食辅助，个人卫生方面需他人帮助，如厕、洗澡、穿脱衣服需帮助，偶有小便失禁，大便控制尚可，可自行坐起，但需要他人协助才能移动至椅子，他人帮助下可行走50米以上，无法上下楼梯。②移动/平衡能力评估：MORSE 跌倒危险因素评估量表（表2-3），70分，跌倒高风险。

表2-1　入院及出院前综合评估结果

项目	入院评分	入院评估结果	出院前再评分	再次评估结果
日常生活能力评估：ADL（Barthel 指数）	35	严重功能缺陷	80	轻度功能障碍
移动/平衡能力评估：MORSE 跌倒危险因素评估表	70	跌倒高风险	15	跌倒低风险
认知能力评估：MMSE	无法评估		MMSE：15分 MOCA：11分	痴呆
谵妄评估：CAM		阳性		阴性
营养评估：DETERMINE 营养风险检测法	5	轻中度营养不良	1	无营养风险
衰弱筛查：衰弱筛查量表（The FRAL Scale）	3	衰弱	3	衰弱前期

表2-2　Barthel 日常生活活动能力量表

项目	分数	内容说明
1. 进食	10	可自行进食或自行使用进食辅具，不需要他人协助
	5	需协助使用进食辅具
	0	无法自行进食或喂食时间过长
2. 个人卫生	5	可自行洗手、刷牙、洗脸及梳头
	0	需要他人部分或完全协助

（续表）

项目	分数	内容说明
3. 如厕	10	可自行上下马桶、穿脱衣服、不弄脏衣服、会自行使用卫生纸擦拭
	5	需要协助保持姿势的平衡、整理衣服或使用卫生纸
	0	无法自己完成，需要他人协助
4. 洗澡	5	能独立完成盆浴或淋浴
	0	需他人协助
5. 穿脱衣服鞋袜	10	能自行穿脱衣、裤、鞋、袜，必要时使用辅具。
	5	在他人协助下可自行完成一半以上的动作
	0	需要他人完全协助
6. 大便控制	10	不会失禁，必要时能自行使用栓剂
	5	偶尔会失禁（每周不超过1次），需要他人协助使用塞剂
	0	需要他人处理大便事宜
7. 小便控制	10	日夜皆不会尿失禁，或可自行使用并清理尿布或尿套
	5	偶尔会失禁（每周不超过1次），使用尿布或尿套需他人协助
	0	需他人协助处理小便事宜
8. 平地行走	15	使用或不使用辅具，皆可独立行走50米以上
	10	需他人稍微扶持或口头指导才能行走50米以上
	5	虽无法行走，但可独立操纵轮椅（包括转弯、进门及接近桌子或床旁），并可推行轮椅50米以上
	0	完全无法行走或推行轮椅50米以上
9. 上下楼梯	10	可自行上下楼梯，可使用扶手、拐杖等辅具
	5	需稍微扶持或口头指导
	0	无法上下楼梯
10. 上下床或椅子	15	可自行坐起，由床移动至椅子或轮椅不需要协助（包括轮椅刹车、移开脚踏板），且无安全上的顾虑
	10	在上述移动过程中需协助或提醒，或有安全上的顾虑
	5	可以自行坐起，但需他人协助才能够移动至椅子
	0	需他人协助才能坐起，或需两人帮忙方可移动

注：辅助装置不包括轮椅。0～20分＝极严重功能障碍；20～45分＝严重功能障碍；50～70分＝中度功能障碍；75～95分＝轻度功能障碍；100分＝ADL自理。

表2-3　MORSE跌倒危险因素评估量表

项目	评分标准		分值
近3个月有无跌倒	无=0	有=25	
多于一个疾病诊断	无=0	有=15	
步行需要帮助	否=0；手杖、拐杖、助步器=15；轮椅、平车=0		
接受药物治疗	否=0	是=20	
步态/移动	正常、卧床、不能移动=0 虚弱=10 严重虚弱=20		
精神状态	自主行为能力=0 无控制能力=15		
总分			

注：0~24分=零危险；25~45分=低度危险；>45分=高度危险。

（6）认知能力评估：因患者淡漠，言语少，交流困难，MMSE（表2-4）难以进行评估。谵妄评估（the confusion assessment method，CAM，表2-5）：阳性。

表2-4　简易精神状态检查量表（MMSE量表）

姓名：　　　性别：　　　年龄：　　　文化程度：
总分（各项正确为1分，错误为0分）：

定向力（10分）	今年是哪一年？	1	0
	现在是什么季节？	1	0
	现在是几月份？	1	0
	今天是几号？	1	0
	今天是星期几？	1	0
	你现在在哪个省（市）？	1	0
	你现在在哪个县（区）？	1	0
	你现在在哪个乡（镇、街道）？	1	0
	你现在在第几层楼？	1	0
	这里是什么地方？	1	0

（续表）

				1	0
记忆力 （3分）		皮球		1	0
		国旗		1	0
		树木		1	0
注意力和 计算力 （5分）		计算 $100-7=?$		1	0
		$-7=?$		1	0
		$-7=?$		1	0
		$-7=?$		1	0
		$-7=?$		1	0
回忆力 （3分）		回忆：皮球		1	0
		回忆：国旗		1	0
		回忆：树木		1	0
语言能力 （9分）	命名能力	手表		1	0
		铅笔		1	0
	复述能力	四十四只石狮子		1	0
	三步命令	闭上你的眼睛		1	0
		用右手拿这张纸		1	0
		再用双手把纸对折将纸放在大腿上		1	0
	阅读能力	念并做：闭上你的眼睛		1	0
	书写能力	请说一句完整的句子		1	0
	结构能力	请你按样子画图		1	0

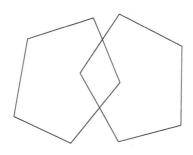

评分标准：满分30分。正常为：文盲≥17分；小学≥20分；初中及以上≥24分。

表 2-5　谵妄评估（CAM）

评测内容	评分标准	分值
1. 急性起病：（判断从前驱期到疾病发展期的时间）患者的精神状况有急性变化的证据吗？	不存在（1分） 较轻：3天至1周（2分） 中度：1~3天（3分） 严重：1天之内（4分）	
2. 注意障碍：（请患者按顺序说出21到1之间的所有单数）患者的注意力难以集中吗？	不存在（1分） 轻度：1~2个错误（2分） 中度：3~4个错误（3分） 严重：5个或5个以上的错误（4分）	
3. 思维混乱：患者的思维是凌乱或不连贯的吗？	不存在（1分） 轻度：偶尔短暂的言语模糊或不可理解，但尚能顺利交谈（2分） 中度：经常短暂的言语不可理解，对交谈有明显的影响（3分） 严重：大多数的时间言语不可理解，难以进行有效的交谈（4分）	
4. 意识水平的改变：总体上看，你是如何评估该患者的意识水平？	不存在：机敏（正常）（1分） 轻度：警觉（对环境刺激高度警惕、过度敏感）（2分） 中度：嗜睡（瞌睡，但易于唤醒）或昏睡（难以唤醒）（3分） 严重：昏迷（不能唤醒）（4分）	
5. 定向障碍：在会面的任何时间患者存在定向障碍吗？	不存在（1分） 轻度：偶尔短暂的存在时间或地点的定向错误（接近正确），但可自行纠正（2分） 中度：经常存在时间或地点的定向错误，但自我定向好（3分） 严重：时间、地点及自我定向均差（4分）	
6. 记忆力减退：（以回忆 MMSE 中的三个词的为主）在面谈时患者表现出记忆方面的问题吗？	不存在（1分） 轻度：有一个词不能回忆或回忆错误（2分） 中度：有二个词不能回忆或回忆错误（3分） 严重：有三个词不能回忆或回忆错误（4分）	

笔记

（续表）

评测内容	评分标准	分值
7. 知觉障碍：患者有知觉障碍的证据吗？	不存在（1分） 轻度：只存在幻听（2分） 中度：存在幻视，有或没有幻听（3分） 严重：存在幻触、幻嗅或幻味，有或没有幻听（4分）	
8. 精神运动性兴奋：面谈时，患者有行为活动不正常的增加吗？	不存在（1分） 轻度：偶有坐立不安，焦虑，轻敲手指及抖动（2分） 中度：反复无目的的走动，激越明显（3分） 严重：行为杂乱无章，需要约束（4分）	
9. 精神运动性迟缓：面谈时，患者有运动行为水平的异常减少吗？	不存在（1分） 轻度：偶尔的比先前的活动、行为及动作缓慢（2分） 中度：经常保持一种姿势（3分） 严重：木僵状态（4分）	
10. 波动性：患者的精神状况（注意力、思维、定向、记忆力）在面谈前或面谈中有波动吗？	不存在（1分） 轻度：一天之中偶尔的波动（2分） 中度：症状在夜间加重（3分） 严重：症状在一天中剧烈波动（4分）	
11. 睡眠－觉醒周期的改变：（患者日间过度睡眠而夜间失眠）患者有睡眠－觉醒周期紊乱证据吗？	不存在（1分） 轻度：日间偶有瞌睡，且夜间时睡时醒（2分） 中度：日间经常嗜睡，且夜间时睡时醒或不能入睡（3分） 严重：日间经常嗜睡而影响交谈，且夜间不能入睡（4分）	

评分标准：≤19分无谵妄，20～22分可疑有谵妄，>22分有谵妄。

（7）营养评估：采用欧洲营养风险检测（NRS 2002，表2-6）方法评分0分，暂无营养风险。

表 2-6　营养风险筛查（NRS2002）

NRS2002　第一步：初步营养筛查（　）
以下任何问题回答"是"，直接进入第二步筛查；所有问题回答"否"，说明患者目前无营养风险，1周后复查。 1. BMI < 18.5？　是　否 2. 在过去 3 个月有体重下降吗？　是　否 3. 过去一周内有摄食减少吗？　是　否 4. 有严重疾病吗（如 ICU 治疗）　是　否

NRS2002　第二步：最终营养筛查
1. 疾病严重程度评分（　） 1 分：一般肿瘤，髋关节骨折，血液透析，糖尿病，慢性病有急性并发症（如肝硬化、COPD） 2 分：血液恶性肿瘤，重度肺炎，腹部大手术，脑卒中 3 分：颅脑损伤，骨髓移植，重症监护患者（APACHE > 10） 若不符合上述明确诊断者，按一下标准进行疾病严重程度评分（　） 0 分：正常营养需要量。 1 分：慢性病患者因出现并发症而住院治疗。患者虚弱但不需要卧床，蛋白质需要量略有增加。但可以通过口服和补充来弥补。 2 分：卧床患者，如大手术后，蛋白质需要量相应增加，但大多数仍可以通过人工营养得到恢复。 3 分：患者在加强病房中靠机械通气支持。蛋白质血药增加且不能被人工营养支持所弥补。但是通过适当的人工营养可以使蛋白质分解和氮丢失明显减少。
2. 营养状态受损评分（　） 0 分：正常营养状态，BMI ≥ 18.5，近 1～3 个月体重无变化，近 1 周摄食量无变化。 1 分：3 个月内体重丢失 > 5%，或食物摄入比正常需要量低 25%～50%。 2 分：一般情况差，或 2 个月内体重丢失 > 5% 或食物摄入比正常需要量低 50%～75%。 3 分：BMI < 18.5 且一般情况差，或 1 个月内体重丢失 > 5%，或 3 个月内体重丢失 > 15%，或前一周食物摄入比正常需要量低 75%～100%。
3. 年龄评分（　） 0 分：年龄 < 70 岁　　　　1 分：年龄 ≥ 70 岁 营养风险筛查总评分 = 疾病严重程度评分（　）+ 营养状态受损评分（　）+ 年龄评分 =（　）分
总分 ≥ 3 分，有营养不良风险，需营养支持。 总分 < 3 分，若患者将接受重大手术，则每周重新评估营养状态。

（8）衰弱筛查：衰弱筛查量表（The FRAIL Scale，表2-7），3分，为衰弱。

表2-7　衰弱筛查量表（The FRAIL Scale）

项目	问题
Fatigue	你感到疲劳吗？
Resistance	你能上一层楼梯吗？
Aerobic	你能走行一个街区的距离吗（500 m）？
Illness	你患有5种以上疾病吗？
Lost	你在最近1年内体重下降超过5%了吗？

注：总评分0~5分，其中0分：强壮，1~2分：衰弱前期，3~5分：衰弱。

[初步诊断]

①社区获得性肺炎，肝功能异常（药物性肝损伤）；②高血压病2级（极高危），高血压性心脏病；③心律失常，窦性心动过速，房性期前收缩，短阵房速，阵发性房颤，心功能Ⅲ级（NYHA分级）；④电解质紊乱：低钙血症、低钾血症，前列腺增生。

老年综合征诊断：衰弱、痴呆、谵妄状态、便秘、跌倒高风险。

[诊疗过程]

入院后给予心电监测，吸氧，记24 h出入量；抗感染（拜复乐400 mg qd），化痰（氨溴索90 mg qd）；小剂量利尿剂（托拉塞米10 mg qd）利尿减轻心脏负荷；降压（氨氯地平5 mg qd），抗心律失常（美托洛尔12.5 mg bid）；保肝（还原型谷胱甘肽600 mg qd）；治疗痴呆状态（安理申5 mg qn）；纠正电解质紊乱；治疗原发病纠正谵妄状态；因患者衰弱，卧床，活动量减少，故嘱患者及家属加强自主及被动活动。一周后患者谵妄较前好转。4月11日复查生化：肝酶、电解质、白蛋白、血红蛋白、心功能较前明显好转；4月9

21

日四肢血管超声提示下肢动脉硬化，颈部血管超声提示双侧颈部多发斑块形成，右侧颈外起始段狭窄。4月16日患者突发寒战、高热（39.2℃），呼吸困难，指尖氧饱和度较前明显下降，最低85%。体格检查示神志清，痛苦貌，双肺呼吸音低，双下肺可闻及湿性啰音，心率101次/分，心律齐，双下肢无水肿，左小腿压痛明显。完善下肢血管超声提示双下肢动脉硬化并斑块形成，左侧胫后静脉中段及部分肌间静脉增宽并低回声填充——静脉血栓形成。患者突然体温升高、呼吸困难、血氧下降结合下肢血管超声提示下肢静脉血栓形成，考虑不除外肺栓塞可能，完善肺血管CTA示（图2-1）：右上叶前段、中叶内侧段、下叶内后基底段及左舌段、左下叶各基底段分支动脉内均见血栓形成。D-二聚体11.01 μg/mL↑（危急值）。血气分析：pH 7.490↑，PCO_2 30.0 mmHg↓，SaO_2 80.0%↓，PO_2 64.0 mmHg↓。痰培养：痰培养提示革兰氏阳性球菌100%，甲氧西林凝固酶阴性葡萄球菌（Methicillin Resistant Coagulase - Negative Staphylococci，MRCNS），对利奈唑胺、替考拉宁敏感。根据上述病

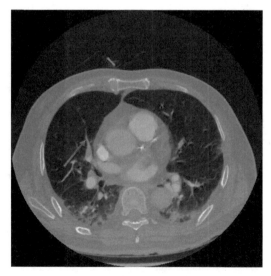

图2-1 肺动脉栓塞：动脉内均见小充盈缺损，动脉内血栓形成

情变化调整治疗方案，将抗生素更换为替考拉宁 200 mg qd。因从 4 月 16 日至 4 月 29 日患者 INR 值波动明显，反复报危急值，家属拒绝反复抽血化验，4 月 20 日复查下肢血管超声提示双下肢动脉粥样硬化并斑块形成，双下肢深静脉血流通畅，于 4 月 29 日将华法林调整为口服抗凝药物达比加群 110 mg bid。5 月 22 日随访肺血管 CTA 提示双肺未见血栓（图 2 - 2）。

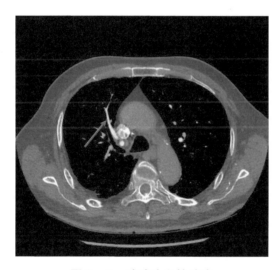

图 2 - 2　肺动脉血栓消失

[再次综合评估（4 月 23 日）]

（1）感觉：粗测听力、视力正常。

（2）睡眠：睡眠可，无入睡困难、失眠。

（3）尿、便失禁：无。存在尿频、尿急；便秘，大便 3 ~ 5 天/次，需服通便药物辅助通便。

（4）疼痛：无。

（5）躯体功能评估：①日常生活能力评估：ADL（Barthel 指数）80 分，轻度功能缺陷；②移动/平衡能力评估：MORSE 跌倒危险因素评估量表，15 分，跌倒低风险。

（6）认知能力评估：MMSE 15 分；MOCA 11 分；CAM：阴性。

（7）营养评估：采用欧洲营养风险检测（NRE 2002）方法评分 0 分，暂无营养风险。

（8）衰弱筛查：The FRAIL Scale，1 分，为衰弱前期。

病例讨论

患者主因"咳嗽、咳痰伴发热"入院，入院后考虑肺部感染伴有肝功能异常、电解质紊乱、心律失常、心功能不全，因患者存在衰弱、活动能力下降，发生下肢深静脉血栓，并脱落形成急性肺栓塞，急性病方面以控制感染、纠正电解质紊乱、改善肝功能、抗凝治疗肺栓塞为主。慢性病方面以控制血压，改善心功能为主。以此为出发点，由老年科医生主导制定了以患者为中心的个体化诊疗方案。

（1）对急性疾病的管理：该患者因肺部感染入院，入院后因患者日常活动能力下降，运动量减少，发生下肢深静脉血栓，并脱落形成急性肺栓塞，抗凝治疗是肺血栓栓塞的基础性治疗方法，华法林是最常用的口服抗凝药物，在给予低分子肝素治疗时即可开始应用华法林，初始剂量 3.0 ~ 5.0 mg，与低分子肝素需至少重叠应用 4 ~ 5 天，当连续两天测的 INR 达到 2.5（2.0 ~ 3.0）时，即可停止使用肝素，单独口服华法林治疗，根据 INR 调整华法林的剂量。此患者心电监测存在阵发性心房颤动，且高龄男性，心力衰竭，高血压病，下肢血栓，肺栓塞，房颤卒中风险评分（CHA_2DS_2VASc 评分，表 2 - 8）为 5 分，卒中极高危，故应给予口服抗凝药物治疗；患者出血评分（HAS - BLED 评分，表 2 - 9）为 3 分，为出血高风险人群；充分消化道黏膜保护情况下应用低分子肝素及华法林抗凝治疗，但因患者 INR 值波动明显，反复报危急值，家属拒绝反复抽血化验，故将华法林调整为口服抗凝药物达比加群。

表 2 - 8 CHA_2DS_2VASc 评分系统

危险因素	评分
慢性心力衰竭/左心室收缩功能障碍（C）	1
高血压（H）	1
年龄≥75 岁（A）	2
糖尿病（D）	1
脑卒中/短暂性脑缺血发作/血栓栓塞史（S）	2
血管疾病（V）	1
年龄 65～74 岁（A）	1
女性（Sc）	1
最高累计分	9

表 2 - 9   出血评分（HAS - BLED 评分）

危险因素	评分
高血压（H）	1
异常的肝肾功能各计 1 分（A）	1 或 2
卒中（S）	1
出血（B）	1
INR 值不稳定（L）	1
年龄 >65 岁（E）	1
药物、饮酒各计 1 分（D）	1 或 2
最高累计分	9

    注：高血压为 SBP > 160 mmHg；肝肾功能异常为肝酶升高 3 倍、胆红素升高 2 倍、肌酐 > 200 μmol/L；出血倾向为存在先前出血、出血体质、贫血等；异常 INR；药物或饮酒为抗血小板药物联用、非类固醇类抗炎药及酒精滥用。评分 0～2 分时，属于出血低风险患者，评分≥3 分时，属于高危出血风险患者。

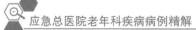

此患者高龄，因肺部感染多日不愈入院，入院后患者淡漠、活动量少，入院后给予老年综合评估，及时发现多种老年综合征，随着病情变化：突发寒战、高热、呼吸困难，不除外感染加重，结合患者高龄、卧床，亦不除外下肢血栓、肺栓塞可能，完善血气分析、D-二聚体、下肢血管超声、肺血管 CTA 后明确肺动脉血栓，给予抗凝后治愈。

（2）对慢性疾病的管理：患者入院前未发现自行血压问题，入院后反复多次测量血压高于 140/90 mmHg，心电监测提示窦性心动过速、心房期前收缩，且存在心功能不全，入院后给予钙离子拮抗剂 + β - 受体阻滞剂 + 利尿剂降压治疗，因患者高龄，血压控制在 130～150/80～90 mmHg 较为理想。

（3）对于新发现的老年综合征：老年综合征的个体化诊疗计划（表 1-4）。

老年综合征是老年人身上常出现的一些症状、体征、功能降低的症候群，如跌倒、行走受限、尿失禁、营养不良，这些症候群区别于疾病的要点是它们的病因是多样化的。老年综合评估（CGA）是以一系列评估量表为工具，从医学问题、躯体功能、认知功能、情感、生活环境、社会支持系统等多层次对老年患者进行全面而详细的评估，以明确可以干预和治疗的目标。CGA 的内容主要包括全面的医疗评估、躯体功能评估、认知和心理功能评估，以及社会/环境因素评估四个方面。老年综合评估就是对老年人医学、心理和功能等多项目、多维度进行评估的诊断过程，根据评估结果提出维护或改善功能状态的处理方法，以最大限度地提高或维持老年人的生活质量。入院及出院前综合评估为患者入院时的综合评估及出院前的再次综合评估，可见经过个体化诊疗计划患者能恢复其功能状态，保持自理能力，提高生命质量。

专家点评

此例为老年科常见病，患者存在慢病，入院后通过老年综合评估对患者进行了医学问题、躯体功能、认知和心理功能及社会/环境因素评估，发现患者在共病基础上存在多种老年综合征（衰弱、谵妄、认知功能障碍、跌倒高风险），日常生活能力依赖，这些问题对患者健康和生活质量影响更甚于慢病，老年人病情变化快，疾病随时可导致致命打击。对该例患者的治疗就是将老年综合评估融入日常工作，及时地发现下肢深静脉血栓和肺栓塞（pulmonary embolism，PE），从而对此患者进行个体化治疗，维持和改善其功能状态，提高患者生活质量。老年科医生应重视 CGA 在临床工作中的普及应用。

参考文献

1. 中华医学会呼吸病学分会肺栓塞与肺血管病学组，中国医师协会呼吸医师分会肺栓塞与肺血管病工作委员会，全国肺栓塞与肺血管病防治协作组. 肺血栓栓塞症诊治与预防指南［J］. 中华医学杂志，2018，98（14）：1060－1087.

2. 张澍，杨艳敏，黄从新，等. 中国心房颤动患者卒中预防规范（2017）［J］. 中华心律失常学杂志，2018，22（1）：17－30.

3. 陈旭娇，严静，王建业，等. 老年综合评估技术应用中国专家共识. 中华老年医学杂志［J］. 2017，36（5）：471－477.

4. 李小鹰. 老年医学［M］. 北京：人民卫生出版社，2015.

笔记

病例 3
老年综合评估的外科应用：骨科术前综合评估

病例介绍

患者，男，73岁。因"跌倒致左髋关节疼痛、活动受限12 h"入我院骨科治疗。

现病史：患者12 h前在家中不慎跌倒，伤致左髋部，左髋部出现疼痛，肿胀不明显，活动出现障碍，不能站立及行走，急诊查左髋部X线片，左侧股骨颈骨折，入院。

既往史：陈旧脑梗死病史5年，无后遗症，生活能够自理，食欲睡眠良好。否认高血压、冠心病、糖尿病及肾病等病史。否认手术、外伤及输血史。否认静脉血栓栓塞症家族史。无过敏史，长期大量吸烟，每日约20支，无饮酒史。

[体格检查]

体温36.0 ℃，脉搏70次/分，呼吸16次/分，血压123/65 mmHg，BW 54 kg，BMI 19.3 kg/m²。神志清，体型消瘦，卧床，双肺呼吸音粗，双下肺可闻及少许湿性啰音，无哮鸣音，心率70次/分，心律齐，心音有力，各瓣膜听诊区未及病理性杂音，腹软，双下肢轻度可凹性水肿，无下肢静脉曲张，双侧腓肠肌围28 cm。双侧Babinski征（－）。骨科专科体格检查：骨盆挤压及分离试验（－）。左髋部局部肿胀不明显，触痛（＋），纵向叩击痛（＋），左下肢外旋畸形（70°），左下肢较右下肢缩短1.5 cm，关节活动障碍，双下肢痛温觉对称，左足背动脉搏动良好，皮温正常。

[辅助检查]

血常规：WBC 9.0×10^9/L，HGB 10.4 g/dL↓，电解质、尿常规、尿微量白蛋白、血沉、血凝3、血同型半胱氨酸、糖化血红蛋白正常，D－二聚体1.5 mg/L↑。血生化：TC 5.54 mmol/L↑，LDL－C 3.43 mmol/L↑，白蛋白39.0 g/L，肝功能、血尿酸正常，肌酐95 μmol/L，肾小球滤过率95 mL/min。超声心动：老年性退行性心脏瓣膜病，EF 60%。肺CT：双下肺少许渗出性病变。肺功能检查未见异常。头颅CT：多发脑梗死，脑萎缩。

[初步诊断]

①左侧股骨颈骨折；②肺部感染（双侧）；③多发脑梗死，脑萎缩；④贫血（轻度），低蛋白血症，高脂血症；⑤老年性退行性心脏瓣膜病。

[围术期综合评估]

患者入院后拟行左侧髋关节置换术。术前行围术期术前综合评估，评估内容主要参照国内相关指南及美国ACC/AHA老年患者围手术期管理指南，其中关于血栓风险评估和营养不良风险评估的内容参考国内外相关领域的进展改为更常用的评估方法。评估的实施中，为了更简便明了，把所有评估内容分为自评、他评两部分，最后评估者给予总结（表3-1）。

表3-1 患者围术期术前综合评估

自评部分	他评部分
衰弱评分（1）分：衰弱前期	躯体疾病及用药：陈旧脑梗死病史5年，长期口服拜阿司匹林。否认其他病史及用药史。
日常生活能力ADL评估（100）分：生活能力正常	简易神经状态评分MMSE（27）分，无认知功能障碍
过去一年跌倒病史（0）次	谵妄评分量表（0）分，无谵妄
SAS焦虑评分（47）分，无焦虑状态，定期复测	改良心脏危险指数评分（1）分，心脏并发症发生率为0.9%
老年抑郁评估GDS：（2）分，无抑郁状态	呼吸功能评估：血气正常，MVV 78%，通储百分比90%，胸片正常
运动耐量分级：100 METs，运动耐量良好	卒中风险评分量表ESSEN（3）分，卒高危风险
简易营养状况评估（9）分，有营养风险	肾功能评估CKD分期：（G1）期，肾功能正常
视力评估（2）分，视力较差	血栓风险评估（Caprini评分）：（5）分，极高危血栓风险
听力评估（3）分，听力良好	手术出血风险：（中）危
吞咽功能评估（0）分，无异常	营养状态评估：（1）分，目前无营养风险，术后需要再次营养风险筛查

评估后建议患者血栓存在极高危风险，建议完善下肢血管彩超检查，如无下肢静脉血栓形成及严重动脉硬化，给予抬高患肢、足踝活动，足底泵等物理方式预防血栓，术前加强营养支持，适当补

笔记

液，防止血容量不足，造成血液黏滞度增高，停服阿司匹林，给予抗凝治疗至术前 12 h。根据患者病情、伤口止血情况，术后 12 ~ 24 h 启动抗凝预防血栓，同时复查下肢血管彩超及 D - 二聚体，尽早给予基础及物理方式预防血栓。患者髋关节置换术为骨科大型手术，抗凝总时间为 35 天，建议院外抗凝口服华法林或非维生素 K 类口服抗凝药物（如阿哌沙班或利伐沙班）。

[治疗后转归]

患者卧床休息，吸氧，左下肢制动，给予头孢唑肟抗感染，氨溴索注射液静脉滴注化痰，氟比洛芬酯注射液止痛，盖三淳、碳酸钙口服、鲑鱼降钙素注射液皮下注射补钙、抗骨质疏松，辛伐他汀降脂等治疗。术前停服阿司匹林肠溶片，下肢血管彩超提示双下肢动脉硬化，未见静脉血栓形成。物理方式预防血栓，并皮下注射磺达肝癸钠注射液（安卓）2.5 mg/d 抗凝至术前 12 h，控制患者肺部感染后行左侧髋关节置换术，手术过程顺利。术后伤口恢复良好，无渗血，于术后 12 h 继续给予磺达肝癸钠注射液（安卓）2.5 mg/d 抗凝治疗，1 周后患者出院，口服利伐沙班片（10 mg/d）预防血栓，继续进行降脂等治疗。随访患者术后无卒中、栓塞及出血等情况，左髋关节功能恢复尚可，无疼痛等，可缓慢行走。

病例讨论

我国已进入老龄化社会，老年患者疾病（如肿瘤、骨折、严重骨性关节炎等）采取手术治疗的情况更加普遍。由于老年患者衰老、共病、衰弱等多方面因素，手术中发生不良事件的风险显著增加。因此，在老年患者术前进行整体状态的评估，降低围手术期风险、减少并发症、维护术后功能状态，已成为广大临床工作者要重点关注的内容。

由于老年人骨质疏松、跌倒风险增加等，骨折的发生率显著增高，有必要对骨科老年患者进行围术期综合评估，积极干预可能影响手术及预后的并发症，评估内容及流程如下。

1. 衰弱状态的评估

衰弱反映了老年患者的生理储备能力下降、不足以对抗应激状态，是健康曲线由健壮至失能甚至死亡的一个阶段。衰弱患者在围手术期更容易发生各种不良事件（如心脑血管意外、感染、血栓、谵妄等），是手术不良并发症的首要独立风险因素。应对老年患者进行术前衰弱状态的评估，通过临床医生的干预，预防潜在不良事件，以保证安全诊疗。

2. 功能状态和跌倒风险评估

老年患者的功能状态与其生活自理能力、生活质量直接相关。骨科手术的目的多为恢复或改善功能状态。因此，评估功能状态、步态，判断跌倒风险，有助于判断手术获益程度，决定术后康复锻炼方式，并采取预防跌倒和坠床的措施。评估包括以下内容。

（1）应用功能/体力状态的简短筛查试验，判断是否能进行日常活动能力评定（表3-2）。

表3-2 日常生活活动能力评定量表（ADL量表）

先简单筛查问题：1. 你自己能下床或离开椅子吗？2. 你自己能穿衣和洗澡吗？3. 你自己能做饭吗？4. 你自己能买东西吗？
如果以上任一问题回答"不能"，则进行以下评估：

项目	0	5	10	15
大便	失禁	偶尔失禁	能控制	
小便	失禁	偶尔失禁	能控制	
洗漱	需帮助	独立洗脸刷牙梳头剃须		

（续表）

项目	0	5	10	15
如厕	依赖别人	需部分帮助	自理	
吃饭	完全依赖	需部分帮助	全面自理	
挪动	完全依赖，不能坐	需大量帮助（2人）能坐	需少量帮助（1人）或指导	自理
步行	不能动	在轮椅上独立活动（体力或语言指导）	需1人帮助步行	独立步行（可用辅助器）
穿衣	依赖	需部分帮助	自理	
上楼	不能	需帮助（体力或语言指导）	自理	
洗澡	依赖	自理		

注：100分为正常，高龄老人达到95分为正常。0＝生活自理：100分，日常生活活动能力良好，不需他人帮助；轻度功能障碍：61～99分，能独立完成部分日常活动，但需一定帮助；中度功能障碍：41～60分，需要极大帮助才能完成日常生活活动；重度功能障碍：≤40分，大部分日常生活活动不能完成或完全需人照料。

（2）记录视力、听力或吞咽功能下降情况。

（3）询问跌倒病史（过去1年你跌倒过吗？）。

（4）建议采用起立行走测验（TUGT）量表对患者步态、运动受限情况进行评估。评分标准：TUGT≥15 s提示有功能减弱。骨科患者，尤其是腰椎、下肢骨折的患者，TUGT多用于评价术后功能的恢复情况，而术前病情处于急性期，需卧床，往往不能配合本项检查。

3. 认知功能评估

很多老年患者在术前可能已经有认知功能下降却未被识别，术后容易出现谵妄等，采用简易智力状态检查量表（MMSE）进行筛查，对有认知功能下降的患者应尽早采取预防措施，因为认知障碍或痴呆会导致随后的功能状态和（或）药物使用评估结果不准确。

4. 精神状态评估

术前焦虑抑郁状态可导致术后多种不良后果，可造成死亡率上升、住院时间延长、术后疼痛明显及麻醉药物使用增加等。选用焦虑自评量表（SAS）、老年抑郁量表（geriatric depression scale, GDS）进行焦虑抑郁的初筛（表 3-3），如存在严重问题建议精神专科会诊及干预。

表 3-3　GDS 评估量表

（以下情况请按照过去 1 周内的感受选择最佳答案）			
你对你的生活基本上满意吗？	是/否	你减少了很多活动和兴趣吗？	是/否
你是否更愿意待在家里，而不喜欢外出和尝试新鲜事物？	是/否	你是否觉得与大多数人比较，你的记性更差？	是/否
你觉得生活空虚吗？	是/否	你觉得体力充沛吗？	是/否
你常常感到厌烦吗？	是/否	你是否感到你现在活得很没有价值。	是/否
你是否大部分时间内，精神状态都好。	是/否	你是否认为"现在还能活着"是一件很好的事情？	是/否
大部分时间内你觉得快乐吗？	是/否	你是否觉得你现在的处境没有希望？	是/否
你会害怕将有不好的事情发生在你身上？	是/否	你是否觉得大部分人比你过得更好？	是/否
你是否经常感到自己是无用和没用的？	是/否	GDS 积分	

注：5 分以上提示抑郁。

5. 谵妄评估

术后谵妄与不良预后有关。谵妄是由多种原因导致的临床综合征，临床表现为：意识障碍、行为无章、没有目的、注意力无法集中，通常起病急，病情波动明显，常见于老年患者。术后谵妄可导致病死率和并发症发生率增高，且使费用及医疗资源的使用增加、住院时间延长及功能恢复较差。根据简易版的谵妄评定量表（confusion assessment method – simple，CAM – S）可评估谵妄的严重程度（表3 – 4）并给予干预。

表3 – 4   谵妄评估（CAM – S）

序号	评估项目	评估内容	评分标准		得分
1.	急性发作且病程波动	a. 与平常相比较，是否有任何证据显示患者精神状态产生急性变化？ b. 这些不正常行为是否在一天中呈现波动状态？意即症状来来去去或严重程度起起落落	否0	是1	
2.	注意力不集中	患者是否集中注意力有困难？如容易分心或无法接续刚刚说过的话	否0	是1	
3.	思考缺乏组织	患者是否思考缺乏组织或不连贯？如杂乱或答非所问，不清楚或不合逻辑的想法，无预期的从一个主题跳到另一个主题	否0	是1	
4.	意识状态改变	整体而言，你认为患者的意识状态为过度警觉、嗜睡、木僵或昏迷	否0	是1	
总分	1a + 1b + 2皆为是，且3或4任何一项为是，即为谵妄				

6. 心脏评估

心血管事件是手术后最具危险的并发症之一，术前做好心脏危

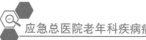

险的评估，并采取积极措施，能有效减少手术后的心脏事件。评估内容包括运动耐量、改良心脏危险指数、不同部位非心脏手术的心血管风险（表3-5至表3-7）。

表3-5　运动耐量评估

	结果　　　METS
1 METS	能照顾自己吗？
	能自己吃饭、穿衣、使用工具吗？
	能在院子里散步吗？
	能按 50~180 m/min 速度行走吗？
4 METS	能做简单家务、打扫房间、洗碗吗？
	能上一层楼和爬小山坡吗？
	能快步走吗 100 m/min？
	能短距离跑步吗？
	能做较重家务拖地、搬动家具吗？
10 METS	能参加剧烈活动，跳舞、游泳吗？

良好 >10 METS，中等 4~10 METS，差 <4 METS

表3-6　改良心脏危险指数评分

参数	计分
高危手术（腹腔内、胸腔内及腹股沟上的血管手术）	1
缺血性心脏病（心肌梗死病史或目前存在心绞痛、需使用硝酸酯类药物、运动试验阳性、ECG 有 Q 波或既往有 PTCA/CABG 史且伴有活动性胸痛）	1
慢性心力衰竭病史	1
脑血管病史	1
需胰岛素治疗的糖尿病	1
术前肌酐 ≥2.0 mg/dL	1
总计	

注：1级0分，2级1分，3级2分，4级≥3分，心脏并发症发生率分别为 0.4%、0.9%、6.6%、11.0%。

表3-7　不同部位非心脏手术的心血管风险

低风险	中等风险（1%～5%）	高风险（＞5%）
浅表手术；牙科手术；甲状腺手术；眼科手术；整形手术；无症状的颈动脉狭窄手术：颈动脉内膜剥脱或支架术；妇科手术：轻微（如宫颈锥切）；骨科手术：轻微（如半月板切除）；泌尿外科手术：轻微（如经尿道前列腺切除）；内镜手术；活检手术；白内障手术；乳腺手术	腹腔内手术，颈动脉内膜剥脱术，头颈手术，骨科手术，前列腺手术	急诊大手术，尤其是老年人主动脉大血管及外周血管手术，伴大量失血和体液丢失的手术

7. 肺部并发症评估

肺部并发症使住院费用增加、平均住院时间增长，而且还是≥70岁接受非心脏手术患者远期死亡率增加的预测因素。应通过肺功能、肺CT等检查的评估，采取合适的术前干预以降低术后肺部并发症的风险。干预内容包括：①术前治疗和控制COPD和哮喘等疾病至最佳状态，有感染征象者术前应加用抗生素治疗。②戒烟。③术前加强呼吸肌训练和有效地咳嗽训练，尽可能采用创伤小的麻醉和手术方式，术后控制疼痛，锻炼呼吸功能。

8. 卒中风险评估

卒中风险预测评分是术前评估的重要内容，根据评估结果，可以将不同卒中风险的患者分层。对老年患者术前采用Essen量表进行卒中风险评估（表3-8）。根据评估结果，采取有效的预防性措施。

表3-8　Essen卒中风险评分量表

危险因素	评分（分）
年龄＜65岁	0
年龄65～75岁	1
年龄＞75岁	2

（续表）

危险因素	评分（分）
高血压	1
糖尿病	1
既往心肌梗死	1
其他心脏病（除外心肌梗死和心房颤动）	1
周围血管病	1
吸烟	1
既往短暂性脑缺血发作（TIA）或缺血性脑卒中史	1
总分	10

注：3~6分为高度风险，年卒中复发风险7%~9%；6分以上极高度风险，年卒中复发风险11%。

9. 血栓及出血风险评估

在接受非心脏手术的老年患者同时接受抗凝治疗或抗血小板的治疗，必须对围术期血栓及出血风险进行评估。根据评估结果合理制定围术期抗凝药物管理方案。外科患者尤其是骨科患者围术期主要担心的是深静脉血栓及肺栓塞，因此除了做指南中推荐的血栓风险评估外，参考国内外相关指南推荐的外科患者血栓评估，在评估工具中增加了Caprini风险评估量表（表3-9，表3-10）。

表3-9 血栓风险（Caprini风险）评估量表

分值	评估内容	评分	评估日期（时间）		
每项1分	年龄41~60岁	1分			
	计划小手术	1分			
	肥胖（BMI > 25 kg/m²）	1分			
	异常妊娠	1分			
	妊娠期或产后（1个月）	1分			
	口服避孕药或使用雌激素	1分			
	需要卧床休息的患者	1分			

（续表）

分值	评估内容	评分	评估日期（时间）		
每项1分	肠炎病史	1分			
	下肢水肿	1分			
	静脉曲张	1分			
	严重肺部疾病（1个月内）	1分			
	肺功能异常，COPD	1分			
	急性心肌梗死	1分			
	充血性心力衰竭（1个月内）	1分			
	败血症（1个月内）	1分			
	大手术史（1个月内）	1分			
	其他高危因素	1分			
每项2分	年龄61~74岁	2分			
	石膏固定（1个月内）	2分			
	卧床（>72 h）	2分			
	恶性肿瘤（既往或现患）	2分			
	中央静脉置管	2分			
	腹腔镜手术（>45 min）	2分			
	大手术（>45 min）	2分			
每项3分	年龄≥75岁	3分			
	VTE病史	3分			
	VTE家族史	3分			
	肝素诱导的血小板减少症	3分			
	其他先天性或获得性血栓症	3分			
	抗心磷脂抗体阳性	3分			
	凝血酶原20210A阳性	3分			
	因子V Leiden阳性	3分			
	狼疮抗凝物阳性	3分			
	血清同型半胱氨酸升高	3分			

笔记

（续表）

分值	评估内容	评分	评估日期（时间）	
每项 5分	脑卒中（1个月内）	5分		
	急性脊髓损伤（1个月内）	5分		
	择期下肢关节置换术	5分		
	髋关节、骨盆或下肢骨折	5分		
	多发性创伤（1个月内）	5分		
得分				
评估者签名				

注：1. 风险级别：低危：0~1分；中危：2分；高危：3~4分；极高危：≥5分。2. 评估时机：患者入院2 h内完成评估，如遇急症手术等特殊情况，术后返回后完成评估，遇抢救等情况可延长至6 h内完成评估。低危患者每周评估1次；中危患者至少每周评估2次；高危及以上患者每日评估1次。每个住院患者都要评估。3. 有以下情况者需随时评估：手术、分娩、病情变化等。

表3-10　手术出血风险评估

风险	项目
高危	颅内或脊髓手术，大血管手术（腹主动脉瘤，主股动脉搭桥），大泌尿外科手术（前列腺切除和膀胱癌切除），大的骨科手术（髋/膝关节置换），肺叶切除，永久性心脏起搏器或除颤器，择期手术（大肠息肉切除）
中危	其他腹部手术，其他胸部手术，其他骨科手术，其他血管外科手术，择期小息肉切除术，前列腺穿刺
低危	腹腔镜胆囊切除术，腹腔镜疝修补，非白内障眼科手术，冠状动脉造影，胃镜或肠镜，胸穿，骨穿等
极低	拔牙，皮肤活检，白内障手术

10. 肾功能评估

术前合并慢性肾病是术后发生急性肾损伤、消化道出血、新发心房颤动、低心排血量的独立危险因素，也是冠状动脉旁路移植术围术期发生并发症的独立危险因素。对老年患者进行常规肾功能评估，对手术患者推荐根据慢性肾病流行病学合作（CKD－EPI）公式估算肾小球滤过率（eGFR），以评估患者的肾功能状况及术后发生急性肾损伤的风险，同时指导用药剂量等（表3－11）。

表3－11 慢性肾病（CKD）分期

GFR 类别	GFR［mL/（min·1.73 m²）］	术语
G1	>90	正常或高
G2	60~89	轻度下降
G3a	45~59	轻到中度下降
G3b	30~44	中到重度下降
G4	15~29	重度下降
G5	<15	肾衰竭

注：GFR，肾小球滤过率。

11. 营养状态评估

老年患者中营养风险的比例很高，术前及时将营养风险高的筛选出来并选择合理的营养支持途径，对帮助老年患者安全度过手术期、减少并发症、缩短住院时间、减少医疗费用有重要的意义。本文没有采用国内老年患者术前综合评估专家推荐的方法，而是采用国际上更为通用的住院患者营养不良风险评估方法（NRS 2002）来筛查营养不良风险。

本例为老年患者，外伤后左侧股骨颈骨折，拟行左侧髋关节置换术。术前对老年患者进行围术期综合评估，患者为衰弱前期，存在营养风险，吞咽功能良好，应适当增加营养支持，术前卧床时适当补液，维持血容量，防止出现血液高凝状态。患者自身功能状态及日常生活能力、精神状态、心肺功能、肾功能评估结果均良好。

手术血栓极高危风险，结合出血中危风险，术前给予物理方式及抗凝药物预防血栓形成，抗凝药物可选用低分子量肝素或利伐沙班，根据患者肌酐清除率或体重调整抗凝药物剂量，并密切观察患者有无出血倾向，监测血凝指标，适当给予靶器官保护治疗。通过综合评估，骨科医生对患者整体病情更为了解，明确了可能影响手术结果的危险因素，及时给予干预，从而保证了手术顺利进行及术后病情的良好恢复。

专家点评

在我院老年科与外科合作的第一个科室是骨科，称为"老年科骨病专诊"。首选对骨科患者进行术前评估，一是因为骨科患者中老年人居多，二是因为骨科术后老年患者的并发症多、术后 1 年内的死亡率高。

此例患者术前评估的特点：①内容方面的调整，老年患者术前评估的主要内容，采用了国内外权威专家共识及指南推荐的内容，但在血栓风险评估方面，由于骨科手术患者深静脉血栓及肺栓塞的风险更高，采用了国际上权威的外科手术血栓评估方法 Caprini 风险评估量表进行血栓风险的评估，对于指导围术期血栓的预防更为详细和准确；在营养风险的评估方面，采用了国际上更为通用的住院患者营养风险评估量表（NRS 2002）进行评估。②评估方式的调整，专家共识及指南推荐的评估内容是按照系统分类评估，涉及 11 个方面，为了实际操作更简便，评估的结论更容易被外科医生识别，我们采用了自评和他评方式分别进行评估，评估的结果用简表表示，评估风险的显示一目了然。

老年患者外科术前进行全面的综合评估，帮助甄别可能影响手术结果的并发症，评价可能发生的概率、风险性及严重程度等，及时给予预防及干预，从而减少手术风险，是外科手术患者术前必备项目。术前评估的开展可谓是外科医生的得力帮手，是手术患者的安全保障。在实际操作过程中，仍然需要不断地总结经验，尽量做到简化评估流程，识别高危患者。

参考文献

1. 朱鸣雷，黄宇光，刘晓红，等. 老年患者围手术期管理北京协和医院专家共识 [J]. 协和医学杂志，2018，9（1）：36 – 41.

2. 中华医学会老年医学分会，解放军总医院老年医学教研室. 老年患者术前评估中国专家建议（2015）[J]. 中华老年医学杂志，2015，34（11）：1273 – 1280.

3. 中华医学会麻醉学分会，围手术期深静脉血栓/肺动脉血栓栓塞症诊断、预防与治疗专家共识（2014）[M]. 北京：人民卫生出版社，2014：228 – 233.

4. 中华医学会骨科学分会. 中国骨科大手术静脉血栓栓塞症预防指南 [J]. 中华骨科杂志，2016，（2）：65 – 71.

5. 潘永雄，潘锰. "起立 – 行走" 计时测试评价全膝关节置换术近期行走功能 [J]. 实用医学杂志，2011，27（7）：1214 – 1216.

笔记

病例 4
非瓣膜性房颤患者的血栓与出血风险评估

病例介绍

患者，女，73 岁。主因"间断胃部不适伴鼻衄 10 余天"入院。患者 10 余天前食用剩饭后出现胃部不适，位于剑突下，间断反酸、胃灼热，伴有鼻衄，压迫止血有效，但反复发作，为进一步诊治来我院急诊，急查血红蛋白 128 g/L，INR 6.85↑，血钾 2.12 mmol/L↓，心梗三项轻度升高，NT - proBNP 5910 pg/mL↑，为进一步诊疗，急诊以"凝血功能异常"收入院。自发病以来，患者神志清，精神差，饮食差，睡眠欠佳，2 周以来体重下降 1 kg。

既往史：心房颤动病史 10 余年，长期服用华法林，未规律监测血凝。脑梗死病史 8 年，未遗留明显后遗症状。高血压病史 14 年，最高 190/90 mmHg，服用安博诺及美托洛尔治疗，血压控制在

130/80 mmHg。慢性浅表性胃炎病史4年余。左上肢骨折术后1年。否认2型糖尿病、高脂血症及冠心病病史。

[体格检查]

血压75/55 mmHg，神志清，精神差，体型消瘦，平卧位，双肺呼吸音清，未闻及干、湿性啰音，心率68次/分，心律不齐，第一心音强弱不等，未闻及瓣膜杂音，腹软，无压痛及反跳痛，双下肢不肿。

[辅助检查]

血气分析：pH 7.63↑，PCO_2 46 mmHg↑，PO_2 78 mmHg↓，K^+ 2.1 mmol/L↓，GLU 15 mmol/L↑，Lact 4.4 mmol/L↑，HCO_3^- 48.4 mmol/L↑，SBC 43.8 mmol/L↑，BE－B 24.2 mmol/L↑，SaO_2 97%。急诊生化：ALT 40 U/L↑，TP 57.7 g/L↓，BUN 18.06 mmol/L↑，CRE 99.7 μmol/L↑，UA 470 μmol/L↑，Na^+ 122.7 mmol/L↓，Cl^- 68 mmol/L↓。TNI 0.04 ng/mL，CK－MB 9.0 ng/mL↑，MYO 304 ng/mL↑，NT－proBNP 5910 ng/mL↑。腹部CT示胃腔明显扩张，内见大量食物滞留，胃窦部增厚。入院心电图示心房扑动，心率85次/分。

[入院诊断]

胃部不适，原因待查：冠状动脉粥样硬化性心脏病、急性非ST段抬高性心肌梗死？心功能Ⅰ级（Killip分级）、鼻衄、凝血功能异常、心律失常（心房颤动、心房扑动）、低钾血症、低钠血症、低氯血症、慢性胃炎、胃食管反流、胃窦部占位？

[诊疗过程]

予以特级护理，停用华法林，给予维生素K_1肌内注射拮抗华法林的抗凝作用，他汀类药物调脂，万爽力改善心肌细胞代谢，磷酸肌酸钠营养心肌、补液及多巴胺维持血压，补钾纠正低钾血症，浓盐纠正低钠、低氯血症，泮托拉唑抑酸等治疗；患者既往否认2型糖尿病病史，但入院后血糖明显升高，最高为 20.5 mmol/L，不排除应激状态，给予胰岛素降糖治疗后密切监测，血糖水平恢复正常。患者胃部不适症状持续存在，主要表现为腹部胀满不适，食欲极差，进食量较少，营养状态较差，动态监测心电图及心肌酶，先排除急性非 ST 段抬高性心肌梗死。入院后第6天血凝示 PT、APTT 及 INR 恢复正常，电解质紊乱得以纠正，但便潜血持续阳性，经消化科会诊后给予行电子胃镜检查，提示胃石形成伴有胃溃疡（食管下段贲门处），建议继续抑酸、保护胃黏膜，加用调节肠道菌群药物及西甲硅油促进排气并给予分次取石。患者血凝虽然恢复正常，但存在胃溃疡，加用抗凝药物后可能增加消化道大出血的风险，故入院后未予抗凝治疗，并向患者家属交代病情，患者 CHA_2DS_2VASc 及 HASBLED 评分均为高危人群，治疗上存在矛盾，家属表示理解。入院后第7天患者突然出现左下肢肿胀、疼痛，急行床旁下肢血管超声示左侧胫后静脉中上段扩张并低回声，考虑静脉血栓形成。重新评估患者病情，患者下肢深静脉血栓形成急性期，同时为房颤发生动脉栓塞的高危人群，若不给予抗凝治疗，可能出现肺栓塞及新发脑梗死、下肢动脉栓塞等危险危及生命，虽出血风险较高，但应给予低分子肝素抗凝，同时继续给予 PPI 类药物抑酸及其他药物保护胃黏膜，抗凝治疗7天后患者左下肢无胀痛，复查下肢血管超声示左下肢血栓消失。患者住院3周后病情稳定，便潜血阴性，给予达比加群抗凝治疗，患者病情好转出院，嘱患者4周后复查胃镜了解溃疡愈合情况。

病例讨论

　　心房颤动是最常见的心律失常之一。血栓栓塞性并发症是房颤致死致残的主要原因，而卒中是最为常见的表现类型。在瓣膜性房颤患者中，缺血性卒中的年发生率（约5%）是非房颤患者的 $2 \sim 7$ 倍。预防卒中的新发与复发应成为房颤患者综合管理策略中的主要内容。越来越多的研究证实，对于发生卒中风险高危的患者，合理应用抗凝药物有助于显著降低缺血性卒中的发生率。因此对房颤患者进行血栓风险评估以便及时准确地进行抗凝治疗显得尤为重要。目前指南推荐应用 CHA_2DS_2VASc 评分作为房颤患者的血栓风险评估方法，但抗凝治疗是把"双刃剑"，抗凝治疗的同时可增加患者出血性并发症风险，因此在治疗前及诊疗方案中应注意对患者出血风险进行评估，并据评估结果确定相应的治疗方案。目前有多种评估方法应用于临床，其中 HAS – BLED 出血评分系统被认为是最为简便可靠的方法。

　　若无禁忌证，所有评分 ≥2 分的房颤患者均应进行长期口服抗凝药治疗。若房颤患者评分为 1 分，可应用华法林或阿司匹林（ $75 \sim 100$ mg/d）治疗。 CHA_2DS_2VASc 评分为 0 分时一般无须抗凝治疗，该患者的评分为 6 分，为房颤发生栓塞风险的高危人群，若无禁忌证，应给予抗凝治疗。

　　虽然已有多种新型口服抗凝药物应用于临床，如达比加群、利伐沙班、阿哌沙班等，但 60 余年来，华法林一直广泛应用于临床，在房颤患者缺血性卒中的预防中一直发挥着重要作用。该药通过减少凝血因子 Ⅱ、Ⅶ、Ⅸ与Ⅹ的活化等环节发挥抗凝作用。只有所有依赖于维生素 K 的凝血因子全部被抑制后才能发挥充分的抗凝作用，因此在连续服用华法林 4～5 天后才能达到最大疗效，停药 5～7 天后其抗凝作用才完全消失。迄今已有多项随机临床研究论证了华法林在房颤患者卒中一级预防与二级预防中的作用，结果显示在常规监测 INR 的情况下，中高危房颤患者长期应用华法林治疗可以有效降低缺血性卒中的风险，其疗效显著优于安慰剂、阿司匹林及阿司匹林联合氯吡格雷。华法林治疗可使房颤患者发生卒中的相对危险度降低 64%，每年发生卒中的绝对风险降低 2.7%，全因死亡率降低 26%，而颅内出血发生率仅为每年 0.2%。若仅计算缺血性卒中，应用剂量调整的华法林治疗可使其相对风险降低 67%，且在预防卒中初发与复发时获益幅度相同。荟萃分析结果显示，应用华法林诊疗方案中中断用药或 INR 低于目标值的房颤患者发生卒中的风险增高。

　　虽然美国等指南推荐华法林的起始治疗剂量为 5～10 mg/d，但由于种族和体重差异，我国人群达到 INR 目标值所需的华法林剂量低于欧美国家患者，因此在应用华法林治疗时应从较低剂量（如 2.5 mg/d 或 3.0 mg/d）开始。初始剂量治疗 INR 不达标时，一般可按照 0.5～1.0 mg/d 的幅度逐渐递增并连续（3～5 天）检测 INR，直至其达到目标值。特殊人群（如老年、心力衰竭、肝脏疾病、近期曾进行手术治疗或正在服用可增强华法林作用的药物者）应从更低剂量开始用药。在应用华法林诊疗方案中，应定期监测 INR 并据此调整华法林剂量，将 INR 控制在 2.0～3.0。虽然上述 INR 的目标值主要来自于欧美国家临床研究结果，但目前并无证据显示中国患者需要采用较低的 INR 目标值。若 INR 目标值未达到上述范围，可能会因抗凝作用不足而不能有效地预防血栓栓塞事件。一些学者认为老年患者应用华法林治疗时宜采用较低的 INR 目标值（1.8～2.5），但这一观点缺乏大型临床研究证据支持。INR 的监测频度应视患者具体情况而定。应用华法林治疗初期，INR 至少应每 2～3 天检测 1 次。当 INR 达到目标值且华法林剂量相对固定后，每 4 周检测 1 次即可，稳定的患者最长可 3 个月检测 1 次。如在华法林诊疗方案中患者使用了可能影响华法林作用的药物或发生其他疾患，则应增加检测频度，并视情况对华法林剂量做出调整。增强华法林抗凝作用的常用药物包括：抗血小板药、非甾体类抗炎药、奎尼丁、水合氯醛、氯霉素、丙咪嗪、西咪替丁等。一些广谱抗生素可因减少维生素 K 的合成而增强华法林的作用。减弱华法林抗凝作用的常用药物包括：苯巴比妥、苯妥英钠、维生素 K、雌激素、制酸剂、缓泻剂、利福平、氯噻酮、螺内酯等。一些中药（如参类、当归、银杏等）可对华法林的抗凝作用产生明显影响，故同时接受中药治疗应加强监测。大量连续进食一些食物（如西柚、芒果、大蒜、生姜、洋葱、海带、花菜、甘蓝、胡萝卜等）也可增强或减弱华法林的抗凝作用，在用药过程中也需注意调整剂量。INR 增高或发生出血性并发症的处理：在华法林诊疗方案中，若患者 INR 高于目标值或出现出血性并发症，应予以积极处理，首先停用华法林，给予维生素 B_1 肌内注射，根据全身表现及血常规变化情况评估全身出血情况，必要时给予补液、扩容及输血纠正贫血等治疗。

　　该患者为老年女性，体型消瘦，营养不良，以胃部不适伴鼻衄起病，经详细追问病史并完善相关检查后，患者胃部不适的原因考虑与低钾、胃溃疡有关，但对于老年患者，以胃部不适为表现就诊时，临床医生应注意将其与急性心肌梗死、心绞痛等心脏相关做鉴别，因为该类疾病也可表现为胸骨后或剑突下及上腹部不适，多以胸闷、胸痛为主，可能有烧灼感及咽喉部紧缩感，少数以腹痛为表现，持续时间一般数分钟至数小时，心电图常伴有 ST-T 改变，心肌酶存在动态变化，临床医生应重视以上症状，完善心电图、心肌酶等检查以避免漏诊。

另外，腹部 CT 提示胃腔明显扩张，内见大量食物滞留，胃窦部增厚，应注意与消化道占位相鉴别，该患者经胃镜证实无胃部恶性肿瘤。患者入院前即有间断鼻衄，未予重视，且伴随着食欲减退、进食量的减少，华法林并没有减量及检测 INR，就诊后监测 INR 明显升高，故患者鼻衄的原因主要与华法林造成的凝血功能异常有关，但也应注意与鼻部疾病相鉴别，必要时请耳鼻喉科会诊明确鼻腔内情况。该患者在凝血功能恢复正常后因胃溃疡创面较大且需要碎石，故暂时未予抗凝治疗，同时患者一般情况较差，不能下床活动，住院期间左下肢形成深静脉血栓易发生肺栓塞，结合房颤栓塞风险评估，患者亦为发生脑栓塞或下肢动脉栓塞的高危人群，经充分评估并向患者家属交代病情，患者治疗上存在矛盾，家属表示理解。后因出现下肢深静脉血栓形成，经与消化科医生沟通后，决定继续给予患者 PPI 类药物抑酸及吉法酯保护胃黏膜治疗的同时加用低分子肝素抗凝治疗。严密监测血凝指标、便潜血及血红蛋白变化情况，患者上消化道出血停止，下肢深静脉血栓消失。因患者高龄、行动不便，且不能及时监测 INR 等血凝指标，给予患者口服新型抗凝药物达比加群，患者病情稳定后出院。

专家点评

从该病例中我们可以得到如下启示。①老年人体质较弱，基础疾病较多，口服华法林时应该严密监测血凝指标，特别是饮食习惯发生改变时，应注意食物及药物对华法林药效的影响。②患者同时为发生血栓及出血的高危人群，特别是合并鼻衄及上消化道出血时，在是否应用抗凝剂方面存在矛盾，有可能发生心房血栓、新发脑梗死及下肢动脉栓塞等风险，同时患者体弱卧床，发生下肢深静脉血栓的风险也大大增加，应注意及时与患者及家属交代病情，同时可适当给予按摩双下肢肌肉及做踝泵运动或加用双下肢驱动治疗预防下肢深静脉血栓。③一旦患者被证实为华法林过量，应及时停用华法林，并给予维生素 K_1 拮抗，必要时给予补液扩容及输血纠正贫血等对症支持治疗。④华法林的抗凝效果受饮食、药物等多种因素影响，患者及家属在生活过程中应尽量避免服用相关药物，并注意监测血凝指标及观察皮肤、黏膜出血等情况。

<h2 style="text-align:center">参考文献</h2>

1. KEARON C, AKL EA, ORNELAS J, et al. Antithrombotic Therapy for VTE Disease：CHEST Guideline［J］. Chest. 2016, 149（2）：315－352.

2.《中国血栓性疾病防治指南》专家委员会. 中国血栓性疾病防治指南［J］. 中华医学杂志, 2018, 98（36）：2861－2888.

笔记

病例 5
超高龄极高危急性心肌梗死

病例介绍

患者，男，95 岁。主因"发作性胸闷、憋气 3 天"入院。患者 3 天前出现胸闷、憋气，位于心前区，舌下含服速效救心丸 6 粒并吸氧后 30 分钟可缓解，每日发作 3～4 次。急诊查 ECG 示窦性心动过缓，心率 58 次/分，完全性右束支传导阻滞，下壁导联 T 波倒置，V_2-V_5 导联 ST 段压低 0.1～0.2 mV，心梗三项 TNI 0.12 ng/mL↑、MYO 124 ng/mL↑、CK－MB 5.4 ng/mL，以"急性非 ST 段抬高性心肌梗死"入院。

既往史：高血压病史 2 年，最高 160/60 mmHg，目前血压波动在 130～140/70～80 mmHg；2 型糖尿病病史 4 年，服用诺和龙 1 mg qd，糖化血红蛋白 6.5%；慢性支气管炎病史 20 年；慢性肾功能不全 4 年余，未进行正规诊疗。否认烟酒嗜好及冠心病家族史。

[体格检查]

体温 36 ℃、脉搏 58 次/分、呼吸 16 次/分、血压 139/75 mmHg。双肺呼吸音粗，双肺底可闻及少量湿性啰音。心界正常，心率 58 次/分、心律齐、心音正常、各瓣膜听诊区未及杂音及心包摩擦音。腹部及四肢肌力、神经系统体格检查未见明显异常。

[入院诊断]

①冠状动脉粥样硬化性心脏病、急性非 ST 段抬高性心肌梗死、心律失常（窦性心动过缓）（图 5－1）、完全性右束支传导阻滞、心功能 Ⅱ 级（Killip 分级）；②高血压 2 级（极高危）；③2 型糖尿病；④支气管炎；⑤慢性肾功能不全（CKD 5 期、良性肾小球动脉硬化可能大）。

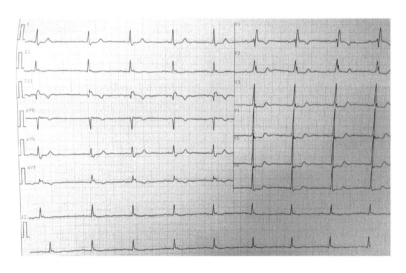

图 5－1　入院时心电图示窦性心动过缓

[诊疗过程]

心脏超声示左室肥厚、主动脉瓣反流（轻度）、二尖瓣反流（轻度）、三尖瓣反流（轻度）、左室舒张功能减低，EF 60%。胸部 CT

示双肺间质性改变伴多发渗出，肺大泡，右肺多发小结节，左侧胸腔积液（少量）。心梗三项示 TNI 0.51 ng/mL↑，MYO 141.8 ng/mL↑，CK – MB 7.13 ng/mL↑；BUN 14.95 mmol/L↑，Cr 185 μmol/L↑，eGFR 26 mL/（min·1.73 m²），TC 3.99 mmol/L，ALT 9 U/L，HbA1c 6.5%，TG 0.71 mmol/L，HCY 32.43 μmol/L↑，BS 5.34 mmol/L，K^+ 3.5 mmol/L，Hb 105 g/L↓。治疗上给予患者特级护理，吸氧，心电监护，阿司匹林及氯吡格雷抗血小板、阿托伐他汀 20 mg 调脂、拜新同降压、阿卡波糖降糖、硝酸酯类药物及磷酸肌酸钠等改善心肌供血及冠脉循环等药物治疗。因患者肾功能较差，肌酐清除率＜30 mL/（min·1.73 m²），未予低分子肝素抗凝治疗。住院期间患者胸痛反复发作、胸闷及喘憋，并进行性加重，多次于用力排便后（依从性较差）更明显，持续吸氧并休息 30 min 可缓解，发作时心电图有动态变化，与入院时心电图相比，aVR 导联 ST 段抬高约 0.05 mV，V2 至 V6 导联 ST 段压低 0.2 ~ 0.3 mV，于入院 1 周后复查心梗三项较前明显升高，TNI 30 ng/mL↑，MYO 340.7 ng/mL↑，CK – MB 65.43 ng/mL↑，心功能进行性恶化，复查 NT – proBNP 34128 ng/mL↑，肾功能不全进展 BUN 12.29 mmol/L，Cr 220 μmol/L↑，肌酐清除率 21 mL/（min·1.73 m²）↓。

结合患者的病情，考虑患者心肌梗死面积存在延展，合并心力衰竭及肾衰加重，迅速调整药物治疗方案，将阿托伐他汀调至 40 mg qn；负荷剂量氯吡格雷 300 mg st；交替静脉滴注硝酸甘油与尼可地尔；严格控制出入量，加用利尿剂减轻心脏负荷。但患者仍在休息时剧烈胸痛反复发作，药物保守治疗效果极差，随时可能出现大面积心肌梗死、心力衰竭加重、恶性心律失常、猝死等风险，充分向患者家属交代病情，患者超高龄，基础疾病较多，冠脉血供及心功能、肾功能差，行冠脉造影检查及 PCI 术诊疗方案中随时可

笔记

能出现恶性心律失常、心源性休克、造影剂肾病、肾功能急性衰竭进而透析的风险，家属表示理解，并同意给予患者行冠脉造影术及冠脉支架植入术。

患者于入院后第 10 天行冠脉造影示三支病变，左主干（LM）开口局限狭窄 30%～40%，LM 远段局限狭窄 90%，前降支（LAD）开口 100% 闭塞，回旋支（LCX）中段节段狭窄 70%～80%，右冠脉（RCA）中段节段狭窄 80%～90%，RCA 远段节段狭窄 60%～70%，后降支（PDA）开口节段狭窄 80%～90%，RCA 可见向 LAD 提供侧支循环。根据患者心电图特点考虑本次病变的罪犯血管为 LM - LAD 开口病变，因受不能长时间平卧及肾功能较差造影剂不能过多等影响，先尝试开通右冠脉保证 RCA 供血同时改善侧支循环，择期处理 LM - LAD 病变，术后当晚患者出现喘憋加重、少尿等急性心力衰竭表现，心梗三项 TNI 21.28 pg/mL↑，MYO 291.2 pg/mL↑，CK - MB 43.25 pg/mL↑，BNP 32858 pg/mL↑，不除外心肌再灌注损伤，给予呋塞米、吗啡、尼可地尔及无创呼吸机辅助通气等治疗，症状逐渐缓解，并持续给予水化保护肾功能，术后监测肾功能及血红蛋白较前无动态改变，故未行 CRRT 治疗。病情基本稳定后于术后 1 周行第 2 次介入治疗，给予 LM 末端及 LAD 开口处植入支架 1 枚，术后继续给予冠心病二级预防药物治疗。患者于第 2 次 PCI 术后 1 周出现咳嗽、咳黄痰，质稠不易咳出，血象明显升高，胸部 X 线片提示双肺多发渗出，考虑存在肺部感染，给予舒普深抗炎、氨溴索化痰、雾化吸入等治疗。患者于术后 12 天出现明显腹胀，精神状态较差，无恶心、呕吐，无明显黑便，急查血常规示血红蛋白 58 g/L，便潜血（＋），血压下降至 97/60 mmHg，考虑出现上消化道出血，复查腹部 B 超除外腹膜后血肿，给予禁食水、停氯吡格雷、补液及静脉营养支持、持续 PPI 静脉滴注、凝血酶口服、给予悬浮红细胞 4 单位 + 200 mL 血浆纠正贫血及扩充血容量后，上消化道出血停止后恢复氯吡格雷 75 mg qd。患者入院后第 40 天病情稳定后出院。

病例讨论

患者为高龄老年男性，既往有高血压、糖尿病、慢性阻塞性肺疾病及慢性肾功能衰竭等病史，本次因急性非 ST 段抬高性心肌梗死入院，从心电图及冠脉造影检查结果（图 5 - 2 至图 5 - 7）提示左主干及严重三支病变，患者反复发作胸痛、喘憋，药物治疗无效，同时合并心力衰竭、肺部感染、慢性肾功能不全急性加重、上消化道出血、低蛋白血症、电解质紊乱等疾病。

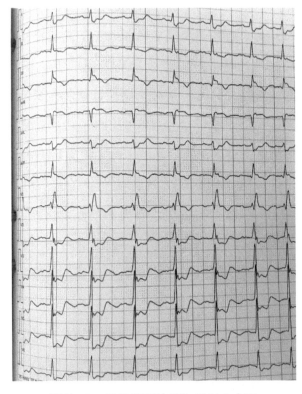

图 5 - 2　住院期间胸痛加重时心电图

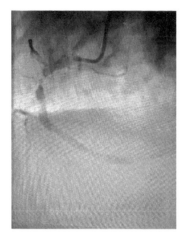
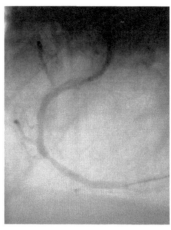

图 5 - 3　RCA 病变及 PCI 术后情况

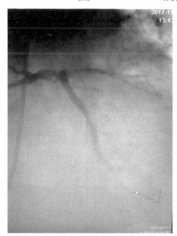
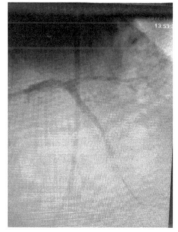

图 5 - 4　LM - LAD 病变及 PCI 术后情况

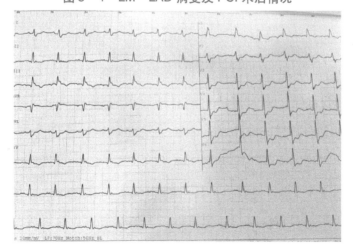

图 5 - 5　第一次 PCI 术后心电图检查

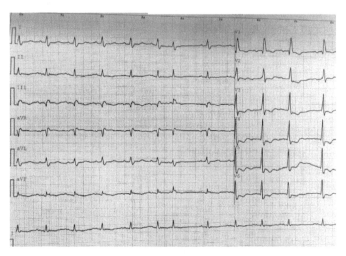

图 5-6　第二次 PCI 术后心电图检查

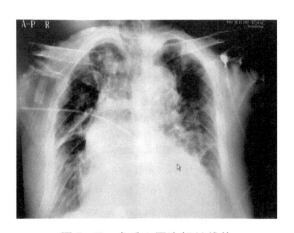

图 5-7　术后 1 周胸部 X 线片

　　GRACE 评分 217 分，为发生心血管事件死亡的高危人群，CRUSADE 评分 58 分，为发生出血事件的极高危人群，已反复向患者家属交代病情，随时可能出现心梗面积的延展、心力衰竭加重、恶性心律失常、猝死等情况，家属表示理解并积极配合医疗工作，临床医生冒着极大的风险完成 2 次 PCI 术（RCA 中段及 LM - LAD 开口分别植入支架 1 枚），术后患者克服了冠脉血管缺血再灌注损伤所致的急性心力衰竭、肺部感染、上消化道出血等并发症后，病情稳定出院。从该病例我们可以得到如下启示。

1. 患者急性非 ST 段抬高性心肌梗死诊断成立

根据《非 ST 段抬高型急性冠状动脉综合征诊断和治疗指南》，入院后评估为缺血风险高极高危患者，宜进行早期造影明确病变特征，如有条件，宜早期行介入治疗，及时缓解心肌缺血，改善心功能。对患者进行缺血及出血风险评估。常用缺血风险评估有 TIMI 评分及 GRACE 评分。TIMI 积分为住院期间风险的评分，包括 7 项指标，即年龄 ≥65 岁、≥3 个危险因素（高血压、糖尿病、家族史、高脂血症、吸烟）、已知冠心病（冠脉狭窄 ≥50%）、过去 7 d 内应用阿司匹林（ASA）、严重心绞痛（24 h 内发作 >2 次）、ST 段偏移 ≥0.5 mm 和心肌损伤标志物增高。每项 1 分，简单易行，但缺点是没有确定每一项指标的权重程度，每项指标的分数也没有差别，且未包括心力衰竭和血流动力学因素（如血压和心率），因此降低了对死亡风险的预测价值。GRACE 积分系统为住院期间及出院半年内的风险评分，优点在于对多项指标进行评估的准确性较高，但需电脑软件或上网才可测得。此外，其缺乏血压的分层，且一些指标在分数分配上是否恰当，也值得探讨（表 5 – 1）。

表 5 – 1 GRACE 积分评估 NSTE – ACS 患者住院期间及出院至 6 个月的死亡风险

风险分类	住院期间		出院至 6 个月	
	GRACE 评分	病死率（%）	GRACE 评分	病死率（%）
低	≤108	<1	≤88	<3
中	109～140	1～3	89～118	3～8
高	>140	>8	>118	>8

出血评分：NSTE – ACS 患者既有缺血风险导致的心血管事件（包括死亡与再梗死），也有因临床并发症或抗栓治疗等引起的出血风险（包括胃肠道和其他重要脏器出血）。出血与缺血对死亡率的

影响同样重要。CRUSADE 出血积分系统包括基础红细胞压积、肾功能、心率、性别、糖尿病、外周血管疾病或卒中、收缩压及入院时心力衰竭8个指标（表5-2）。

表5-2　CRUSADE 出血风险评估

危险因素	积分	危险因素	积分
基线血细胞容积（%）		性别	
<31	9	男性	0
31~33.9	7	女性	8
34~36.9	3	糖尿病	
37~39.9	2	否	0
≥40	0	是	6
肌酐清除率		心率（次/分）	
≤15	39	≤70	0
16~30	35	71~80	1
31~60	28	81~90	3
61~90	17	91~100	6
91~120	7	101~110	8
>120	0	111~120	10
收缩压（mmHg）		≥121	11
≤90	10	心力衰竭体征	
91~100	8	否	0
101~120	5	是	7
121~180	1	外周血管疾病或卒中	
181~200	3	否	0
≥201	5	是	6

　　根据 GRACE 评分及 CRUSADE 评分，该患者为 ACS 患者，是发生心血管事件死亡的高危人群及发生出血事件的极高危人群，同时存在高龄、慢性肾功能不全等行 CAG 及 PCI 术的相对禁忌证，行 PCI 治疗风险极大，但对患者进行药物保守治疗效果不佳，若不尽快给予血运重建，可能出现再发心肌梗死、急性心力衰竭、恶性

心律失常、猝死等风险，预后极差。

2. 术后并发症的预防

（1）避免肾脏损伤的药物：根据肾功能调整用药的剂量、酌情给予保护肾脏的药物、改善心功能、预防肾功能恶化，术前及术后给予充分水化，密切监测肾功能，做好术后行CRRT的准备。

（2）肺部感染的预防：患者高龄，卧床状态，全身状态较差，心肺功能较差，容易发生肺部感染，可在经验性抗感炎治疗的基础上，完善病原学检查并给予针对性治疗，同时应注意预防肠道二重感染。

（3）消化道出血的预防：患者高龄，为发生出血的高危人群，PCI术后需双联抗血小板治疗，PCI术后应密切监测便潜血及血红蛋白变化情况，及时发现上消化道出血很重要，应加用PPI类药物保护胃黏膜，一旦出现上消化道出血，应加强支持，必要时给予输血避免循环衰竭。

专家点评

该患者为高龄老年男性，以急性非ST段抬高性心肌梗死入院，心电图及冠脉造影结果提示左主干合并三支病变，根据GRACE评分，患者为发生心血管事件死亡的高危人群，外科行冠脉旁路移植术和微创经皮介入支架植入术风险均极高，但单纯药物治疗无法缓解心肌缺血症状和改善心功能，经充分与患者及家属沟通后对患者前后两次行PCI术治疗，术后患者经历了缺血再灌注损伤，心力衰竭加重、肺部感染、慢性肾功能不全急性加重、上消化道出血、低蛋白血症、电解质紊乱等，经积极治疗后转危为安。

从以上病例中我们可以得到以下启示。①对于急性冠脉综合征（ACS）患者，早期进行危险分层具有重要的意义。尽早筛选出高危患者，制定及时有效的抗栓及药物治疗方案；制定早期合理的血管重建方案，最大限度地挽救心肌和恢复心功能。②缺血风险和出血风险评分系统广泛应用于 ACS 风险评估，对于临床的心血管疾病高危患者，其缺血风险和出血风险的升高是并行的，无论是采取药物治疗或是血运重建，均应权衡利弊和进行个体化评估，以本例中的患者为例，高危患者不代表一定不能进行冠脉支架植入术，需详细评估患者的综合情况，与家属进行充分的沟通，做好各种准备预案。③对左主干加三支病变的患者行介入治疗时，应先进行冠脉造影，充分评估冠脉血管情况，确定罪犯血管，综合制定介入治疗方案。

以该患者为例，根据临床表现、心电图结果，考虑 LM－LAD 开口病变为罪犯血管，贸然处理风险极大，经仔细分析后发现 RCA 对 LAD 有侧支循环，先处理 RCA 病变保证右冠脉供血区域及侧支循环血流贯通，为处理左侧病变保驾护航；其次对于高龄、心力衰竭合并肾功能不全患者，应尽量缩短手术时间及减少造影剂的用量，降低围手术期不良事件的发生风险。

参考文献

1. ANDERSON J L, ADAMS C D, ANTMAN E M, et al. 2012 ACCF/AHA focused update incorporated into the ACCF/AHA 2007 guidelines for the management of patients with unstable angina/non－ST－elevation myocardial infraction：a report of the American College of Cardiolody Foundation/American Heart Association Task Force on Practice Guidelines [J]. J Am Coll Cardiol, 2013, 61 (23)：179－347.

2. SERRUYS P W, MORICE M C, KAPPETEIN A P, et al. Percutaneous coronary intervention versus coronary－artery bypass grafting for severe coronary artery disease [J]. N Engl J Med, 2009, 360 (10)：961－972.

病例 6
扩张型心肌病合并
心房巨大血栓

病例介绍

　　患者，男，63 岁，主因"间断胸闷、气短伴双下肢水肿 3 年，加重 4 天"入院。3 年前患者于活动时间断出现胸闷、气短，无胸痛、心悸，无咳嗽、咯血，无低热、盗汗等不适，就诊于我院。心脏超声及食道超声提示左心扩大，右肺静脉与左肺静脉之间可见一个回声均匀的中低回声团，体积 3.9 cm×1.93 cm，附着面宽 1.44 cm，考虑血栓形成，表面光滑，有轻微颤动，左房血流呈云雾状旋涡血流，左心耳大小正常。冠状动脉 CTA：未见明显异常。考虑为扩张型心肌病，心房血栓，给予利尿、强心、抗心律失常、华法林抗凝治疗（在院期间调整 INR 在 2.5 左右）并建议手术治疗，但患者拒绝后好转出院，出院后未监测 INR、心电图等。上述症状反复出

笔记

现，间断口服利尿剂。4 天前患者受凉后咳嗽、咳痰，胸闷、喘憋明显，再次就诊。患者神志清，精神弱，饮食差，睡眠差，大便正常，小便量少，日间尿量 500~600 mL。

既往史：高血压病史 8 年，间断口服降压药物，血压控制不佳；否认糖尿病、冠心病、肾病等基础疾病，吸烟 30 余年，每日 20 支，社交饮酒，患者父亲有高血压病史。

[体格检查]

体温 36.5 ℃，脉搏 105 次/分，呼吸 18 次/分，血压 170/130 mmHg，双肺呼吸音粗，未闻及明显干、湿性啰音，心率 110 次/分，心律绝对不齐，第一心音强弱不等，心脏左大，二尖瓣区可闻及响亮的扑动音，腹膨隆，无压痛，双下肢中度水肿。

[辅助检查]

血常规、血凝正常、心梗三项、肝肾功能未见异常。胸 CT：左心扩大。BNP 5570 pg/mL。生化：CRP 46.3 mg/L，尿酸 558 mmol/L，胆固醇 4.95 mmol/L，低密度脂蛋白 3.66 mmol/L，K^+ 3.35 mmol/L。心电图：心房颤动伴快速心率，心率 110 次/分。

心脏超声（图 6-1）：左心明显扩大，右心内径正常范围。LAd 53 mm，LVIDd 60 mm，LVIDs 48 mm，LVEF 44%。左心房顶部左右肺静脉之间可见一附壁中等回声团（大小 4.29 cm × 2.32 cm）。

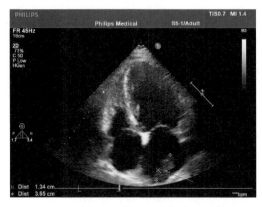

图 6-1 超声心动图提示可见心房内血栓形成

［入院诊断］

①扩张型心肌病，心律失常，心房颤动伴快速心率，心房血栓，心功能Ⅳ级（NYHA分级）；②高血压病3级（极高危）；③高脂血症。

［诊疗过程］

入院后给予缬沙坦80 mg降压；给予地高辛强心、控制心率；小剂量利尿；立普妥降脂；间断给予硝普钠扩血管；患者房颤且存在心房血栓，给予低分子肝素、华法林抗凝，使INR维持在1.8～2.5。一周后患者心力衰竭症状得到纠正，病情平稳，建议患者行手术治疗取栓，因经济原因拒绝进一步诊治，自行出院。

［随访］

自行出院后1个月猝死。

病例讨论

扩张型心肌病（dilated cardiomyopathy，DCM）的特征是左室或左右心室增大而心室射血分数减低。扩张型心肌病病因甚多，感染性心内膜炎：病毒性、细菌性、真菌性等；非感染性心内膜炎：胶原血管病、围生期心肌病；肉芽肿性炎症性病变：结节病、巨细胞心肌炎；中毒性：乙醇、化疗药物、重金属、儿茶酚胺；代谢性：营养缺乏、电解质缺乏、内分泌病；家族性：横纹肌病并有心肌受累、线粒体性肌病；特发性：原发性左室或右室性心肌病、致心律失常性右室发育不良。

扩张型心肌病的临床诊断标准为是否具有左室扩大和心肌收缩功能降低的客观证据：①左心室舒张末内径（LVEDd）>5.0 cm

（女性）和 LVEDd > 5.5 cm（男性）（或大于年龄和体表面积预测值的 117%，即预测值的 2 倍 SD + 5%）；②LVEF < 45%（Simpsons法），LVFS < 25%。发病时除外高血压、心脏瓣膜病、先天性心脏病或缺血性心脏病。本患者以心功能不全发病，体格检查发现左心扩大，完善心脏超声提示 LVEDd > 5.5 cm，LVEF < 45%，除外瓣膜病、先天性心脏病，完善冠脉 CT 除外冠心病初步考虑为扩张型心肌病，患者心脏超声显示右肺静脉与左肺静脉之间可见一个回声均匀的中低回声团，表面光滑，有轻微颤动，左房血流呈云雾状旋涡血流，考虑血栓形成。

治疗方面：扩张型心肌病治疗的主要目的是控制心力衰竭和心律失常，防治栓塞，从而提高患者生存率及生活质量。

（1）心力衰竭的治疗：①药物治疗方面：早期阶段，针对心室重构进行早期药物干预，包括 β - 受体阻滞剂和血管紧张素转换酶抑制剂（angiotensin converting enzyme inhibitors，ACEI)/血管紧张素受体拮抗剂（angiotensin receptor antagonist，ARB），可减少心肌损伤和延缓病变发展，显著改善成年人心力衰竭患者和 DCM 患者的预后。中期阶段，应用 β - 受体阻滞剂、ACEI/ARB、醛固酮受体拮抗剂（mineralocorticoid receptor antagonists，MRA）治疗可降低心力衰竭患者的患病率和病死率。对存在体液潴留的患者应限制盐的摄入和合理使用利尿剂，从小剂量开始逐渐增加剂量直至尿量增加，体重每天减轻 0.5 ~ 1.0 kg，体液潴留症状消失后，提倡长期间断使用。晚期阶段，经利尿剂、ACEI、ARB、β - 受体阻滞剂、螺内酯、地高辛等药物治疗后心力衰竭症状仍然不能缓解的患者，可考虑静脉滴注正性肌力药物和血管扩张剂以缓解症状，药物仍不能改善症状者，建议进行超滤治疗、左室机械辅助装置、心脏移植等非药物治疗。②心力衰竭的心脏再同步化（cardiac resynchronization therapy，CRT）治疗：DCM 心力衰竭患者心电图显示 QRS 波时限延长 >150 ms 则提示存在心室收缩不同步，可导致心力衰竭的病死率增加，对于存在左右心室显著不同步的心力衰竭患者，CRT 可恢复正常的左右心室及心室内的同步激动，减轻二尖瓣反流（增加心输出量，改善心功能）。CRT 适用于窦性心律，且 QRS≥150 ms 伴左束支传导阻滞，经标准和优化的药物治疗后仍持续有症状且 LVEF≤35% 患者。此患者反复因慢性心力衰竭急性加重入院，入院后合理应用利尿剂，给予 ARB 类药物延缓心肌损伤，给予地高辛控制心率、改善心力衰竭症状治疗，效果好，心力衰竭症状很快得到控制。

（2）心律失常和猝死的防治：室性心律失常和猝死是 DCM 的常见临床表现，预防猝死主要是控制诱发室性心律失常的可逆性因素：①纠正心力衰竭，减低室壁张力；②纠正低钾低镁；③改善神经激素机能紊乱，选用 ACEI 和 β - 受体阻滞剂（有直接抗心律失常作用）；④避免药物因素如洋地黄、利尿剂的毒副作用。此患者为持续房颤，心力衰竭症状纠正后给予 β - 受体阻滞剂控制心率治疗。

（3）栓塞的防治：DCM 患者的心脏扩大，心腔内常见附壁血栓形成和有血栓栓塞并发症的患者必须接受长期抗凝治疗。由于多数 DCM 心力衰竭患者存在肝瘀血，口服华法林时须调节剂量使国际化标准比值（INR）保持在 2~3（尽量靠下界水平），或使用新型抗凝药物（如达比加群、利伐沙班）。合并房颤患者 CHA_2DS_2VASc 评分中男性≥2 分，女性≥3 分者应考虑接受口服抗凝治疗，可使用华法林或新型抗凝药物（此类药物在 DCM 及血栓形成的患者中使用证据有限），预防血栓形成及栓塞。如应用抗凝治疗后血栓无减小，充分风险评估后可行手术治疗。此患者存在心房血栓，院内虽然给予充分抗凝，血栓大小没有明显变化，建议行手术治疗，但此患者因经济拮据而拒绝，存在极大栓塞风险。

专家点评

本患者反复因心力衰竭入院，结合临床症状、既往病史及心脏超声明确诊断为扩张型心肌病，且存在扩张型心肌病常见并发症：心力衰竭、心律失常、心房血栓，治疗方面给予抗心力衰竭治疗、抗心律失常、抗凝治疗，临床症状明显好转，但患者依从性差，未定期监测 INR，无法明确是否达到有效抗凝效果。此次再住院因再发心力衰竭，给予积极控制后心力衰竭症状好转，复查心脏超声左室扩大及心房血栓情况较前无明显变化，建议行手术治疗，但患者因经济原因拒绝相关检查及手术治疗并自行出院，出院后未正规服用上述药物、未监测用药效果，1 个月后猝死。猝死原因考虑为①血栓脱落阻塞二尖瓣导致血流动力学障碍；②恶性心律失常；③因口服华法林未监测 INR，可能出现重要脏器出血。此患者依从性极差，临床症状缓解后自行停用药物，导致令人惋惜的结果。

参考文献

1. 中华医学会心血管病学分会，中国心肌炎心肌病协作组. 中国扩张型心肌病诊断和治疗指南 [J]. 临床心血管病杂志，2018, 34（5）：421 – 434.

2. 中华医学会心血管病学分会，中华心血管病杂志编辑委员会，中国心肌病诊断与治疗建议工作组. 心肌病诊断与治疗建议 [J]. 中华心血管病杂志，2007，35（1）：5 – 16.

3. 中华医学会心血管病学分会，中华心血管病杂志编辑委员会. 中国心力衰竭诊断和治疗指南 2014 [J]. 中华心血管病杂志，2014，42（2）：98 – 122.

病例 7
易被误诊的房性心动过速

病例介绍

患者，男，70岁。主因"间断心悸20余年，再发1周"入院。20余年前患者于劳累或情绪激动后，间断出现心悸，自觉心跳加速、紊乱，持续数分钟后可自行缓解，无胸闷、胸痛，无咯血、呼吸困难，无夜间阵发性呼吸困难，无活动后气短等，就诊于外院，诊断为阵发性心房颤动，给予美托洛尔对症治疗，2~3年发作一次，每次发作数分钟至数十分钟，上述症状逐渐频繁出现，每年发作3~4次，每次发作2~3天，每次就诊于医院应用胺碘酮可转复。5年前患者情绪激动后症状再发，持续约6天无缓解，就诊于某专科医院，考虑持续心房颤动，给予射频消融术，术后半年偶有阵发心房颤动，均可自行转复，长期服用华法林抗凝，美托洛尔抗

笔记

心律失常治疗，4 年前再次持续发作，再次行射频消融术，术后 3 个月再次复发，口服普罗帕酮 150 mg（3 次/日）+ 美托洛尔 25 mg（2 次/日）治疗，症状仍频繁出现，每 2 个月发作一次，半年前曾于外院行电复律，后症状得到缓解。1 周前患者因情绪激动症状再发，就诊于外院，考虑为窦性心动过速，给予艾司洛尔泵入，因血压明显降低无法维持，应用约 10 分钟后停用，继续给予普罗帕酮 150 mg（3 次/日）+ 美托洛尔 25 mg（2 次/日）控制心律、心率，患者心率维持在 100 次/分，心悸症状明显，遂就诊于我院。平时饮食可，睡眠一般，小便基本正常，大便偶有便次多，服用曲美布汀对症治疗，体重未见明显变化。

既往史：高血压病史 30 年，高脂血症病史 8 年。否认糖尿病、冠心病、肾病等基础疾病，无吸烟、饮酒史，无药物过敏史。

[体格检查]

体温 36.5 ℃，呼吸 16 次/分，脉搏 106 次/分，血压 128/81 mmHg。神志清，听诊双肺呼吸音粗，双下肺可闻及干、湿性啰音，心界不大，心率：106 次/分，心律偶有不齐，似为期前收缩，各瓣膜听诊区未闻及杂音，腹膨隆，无压痛、反跳痛，肝脾未及，肾区无叩击痛，移动性浊音阴性，肠鸣音正常，双下肢无水肿。

[辅助检查]

入院前心电图（图 7-1）：房性心动过速。

入院检查结果。血凝：凝血酶原时间 24.9 秒↑，INR 2.25↑，部分凝血活酶时间 45.3 秒↑，D-二聚体 0.27 ng/mL。心梗三项：肌钙蛋白 I ≤0.01 ng/mL，BNP 1310 pg/mL↑，血常规、肝肾功能、血脂、心肌酶谱未见异常。

心脏超声：LAD 3.7 cm，IVSd 1.1 cm，LVPWd 1.1 cm，LVIDd

笔记

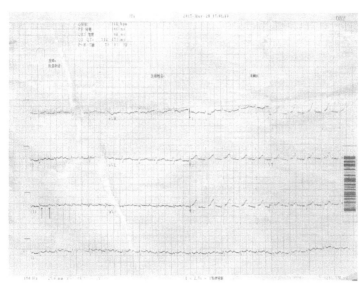

图7-1　入院前心电图：房性心动过速

4.7 cm，LVIDs 3.4 cm，LVEF 57%，室间隔心肌回声增强，左房轻度增大，主动脉瓣钙化并反流（轻度），二尖瓣反流（轻度）。

[入院诊断]

①心律失常：房性心动过速，阵发性心房颤动，房颤射频消融术后；②高血压病3级（极高危）；③高脂血症。

[诊疗过程]

入院后仔细分析患者在院外诊断为"窦性心动过速"的心电图，实际为房性心动过速，心率115次/分，入院后完善心脏超声提示未见心房血栓，经与患者仔细回顾此次心动过速发作时间，距最近的一次发作不到48 h，给予胺碘酮1 mg/min泵入，因血压下降，最低降至90/60 mmHg，将胺碘酮减量至0.5 mg/min，并加用美托洛尔12.5 mg（2次/日），入院2日后转为窦性心律，胺碘酮静脉维持24 h改为口服用药，并继续联用美托洛尔控制心律、心率；同时应用华法林预防血栓。随访患者现偶有心悸，半年后完善

笔记

71

24 h 动态心电图提示（图 7 - 2）：窦性心律，可见房性期前收缩。

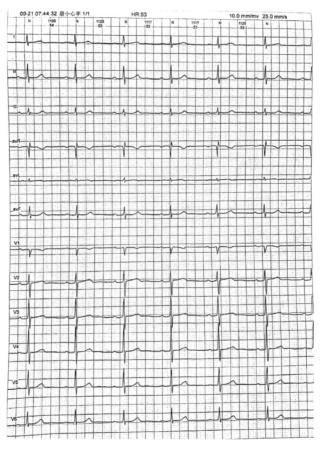

图 7 - 2　半年后随访心电图：窦性心律

病例讨论

当房性起搏点的自律性增强，高于窦性心律的频率和（或）窦房结的自律性降低时，可发生房性心动过速，房性心动过速为连续发生 3 个或以上快速心房激动，其频率为 160 ~ 250 次/分。房速发生机制多为房内折返、自律性增多和触发活动，房速起源部位涉及病变心房肌、特殊解剖部位（如心耳、肺静脉口部）、手术瘢痕或补片。器质性心脏病是房速常见原因。房速临床表现取决于心动过速的心率、持续时间及是否并存器质性心脏病。房速可分为单源性房速其 P′波形态类同，多源性房速其 P′波形态有 2 种或以上，各形 P′波频率或间期不同，当 P′波形态有 3 种或以上时，又称为紊乱性房速。房性心动过速诊断主要依靠心电图，但容易与窦性心动过速、心房扑动混淆。

此患者高血压病多年，同时伴有心房扩大，考虑心律失常与高血压性心脏改变相关。此例患者被外院误诊为窦性心动过速，鉴别时需注意以下几点：①P′波形态：窦性 P 波方向在 Ⅰ、Ⅱ、aVF、$V_4 - V_6$ 导联应为向上方向，在 aVR 导联应是向下方向，房性心动过速的 P′波形态和窦性 P 波形态不同，需对比本人前后心电图得出；②P′波的频率：P′波的频率超过 100 次/分，100～160 次/分；③房性心动过速之前或之后常可见散在或频发房性期前收缩；④压迫颈动脉窦只能使窦性心动过速的频率暂时降低，停止压迫后又很快恢复原状，房性心动过速时，压迫颈动脉窦可使之突然停止发作而恢复窦性心律或完全无变化，做心电图时深呼吸屏气动作有时可使房室传导比例变化，P 波与 QRS 关系更清楚，有助于鉴别。此例从 P′波形态、P′波方向及频率来看可排除窦性心动过速。

此例应与心房扑动相鉴别，二者发生机制可能相似，在心电图上表现也极为相似，鉴别较困难，需从以下几点鉴别：①心房率：房速的心房率160～250 次/分，房扑为250～350 次/分；②扑动波：房速的 P′波较小，房扑的扑动波较大，但有些房速伴心房肥大时会出现宽大的 P′波，而有些房扑 F 波较小，尤其是出现 2∶1 房室传导时，一个 F 波在 QRS 之前清晰可见，另一个则隐匿于 QRS 波群之中，极易误诊为房速；③传导比例：心房扑动多为 2∶1 以上下传，房性心动过速多为 1∶1 房室传导；④等电位线：等电位线是鉴别二者的重要指标，房扑存在等电位线消失的现象，但也不绝对，有时房扑的 F 波较小，或频率较慢，两 F 波之间可见等电位线；⑤基础疾病：器质性心脏病是房速常见病因，但房速也可发生在健康人，心房扑动患者多有器质性心脏病。在临床工作中，仅靠某一个指标或某几个指标就武断地做出诊断很容易误诊，对二者的鉴别一定要结合多个指标综合考虑，也可进行心电生理检查明确诊断。

此例患者存在高血压性心脏病，从心房率、房速 P′波形态、心电图存在等电位线等多方面考虑房性心动过速的可能性较大，如此时鉴别较困难，可刺激颈动脉窦或嘱患者深吸气屏气增加迷走神经张力，使心率减慢，而心房率不受影响，如出现波浪样 F 波，即可诊断心房扑动，但该例心电图为外院带入，未能实施上述方法，需要注意的是病态窦房结综合征、高龄患者在刺激颈动脉窦可出现阿 - 斯综合征，发生致命性危险，需慎用。

此患者存在房速和阵发性心房颤动，治疗方面包括心律失常的治疗和脑卒中的预防，心律失常药物治疗方面可选用胺碘酮或普罗帕酮静脉注射，继之静脉维持治疗，多数房速可在频率减慢的基础上恢复窦律；也可选用维拉帕米或地尔硫䓬静脉注射，抑制房室传导而使房速频率减慢，终止部分触发活动引起的房速而转为窦性心律。此患者应用胺碘酮转复，美托洛尔控制心率，心室率 60 ~ 70 次/分，患者可耐受。单源性房性心动过速频繁发作或持续无休止发作者，射频消融可作为一线治疗，达到根治的目的。

此患者存在阵发性房颤，血栓预防方面：非瓣膜病性房颤卒中危险 CHA_2DS_2VASc 评分 ≥ 2 分时应用抗凝药物，华法林是预防及治疗血栓栓塞的有效药物，将 INR 控制在 2 ~ 3 能达到最佳的抗凝强度，老年患者可采用较低的 INR 目标值 1.8 ~ 2.5；由于华法林受很多因素影响，且需反复监测 INR 值，故在临床应用上受限，现新型口服药物如达比加群和利伐沙班因其疗效、安全性和使用方便等特点，可以优先于华法林使用，适合具有危险因素的非瓣膜病心房颤动、心房扑动患者。此患者长期口服华法林抗凝，INR 维持在 2 左右。随访患者至今未出现上述心律失常。

专家点评

房性心动过速是快速心律失常的常见类型，诊断主要依赖于心电图，此类心电图易误诊，临床医生应认真研读心电图，前后对照比较，从而得出正确诊断，避免误诊，延误治疗。

参考文献

1. 郭继鸿. 心房扑动 F 波的分期 [J]. 临床心电学杂志，2017，26（4）：299－311.

2. 黄从新，张澍，黄德嘉，等. 心房颤动：目前的认识和治疗的建议－2018 [J]. 中国心脏起搏与心电生理杂志，2018，32（4）：315－368.

笔记

病例 8
老年风心病伴消化道出血

病例介绍

患者，女，68 岁。主因"间断呕血 2 日"于 2018 年 8 月 18 日入院。2018 年 8 月 16 日下午患者在食用坚硬食物后呕吐暗红色血液数次，呕出血液中无泡沫、痰液、脓性分泌物。8 月 17 日午餐后再次出现呕血数次，伴有轻度心悸及柏油样大便。就诊于急诊科，给予禁食水、静脉抑酸止血、肠外营养治疗后呕血量有所减少。以"上消化道出血"入院。

既往史：2012 年因"风湿性心脏病、二尖瓣狭窄伴关闭不全、心房颤动、冠心病"行"全身麻醉体外循环下房颤消融术 + 二尖瓣机械瓣膜置换 + 冠状动脉旁路移植术"，术后长期口服华法林抗凝，自行调整剂量、未规律监测 INR 值。

[体格检查]

体温 36.9 ℃、脉搏 93 次/分、呼吸 18 次/分、血压 113/67 mmHg。神清语利，轻度睑结膜苍白、口唇苍白，双肺呼吸音清，未闻及干、湿性啰音。心界无扩大，心率 93 次/分，律齐，二尖瓣听诊区可闻及机械瓣膜开闭音。腹部平坦，无腹壁静脉曲张，未见胃肠型及蠕动波，全腹无压痛，无反跳痛及肌紧张，肝脾肋下未触及，移动性浊音阴性，肠鸣音减弱。

[辅助检查]

急诊科初查血常规：血红蛋白 118 g/L↓、红细胞压积 0.380↓；凝血：PT 42.6 s↑、PTA 15%↓、INR 3.87↑、FIB 4.32 g/L↑、APTT 43.3 s↑；呕吐物潜血阳性；胸部 CT：食管异常扩张、内部散在积血可能、食管壁可疑异常增厚。复查血常规：血红蛋白 103 g/L↓、红细胞压积 0.328↓；凝血：PT 40.4 s↑、PTA 16↓、INR 3.67↑、FIB 4.04 g/L↑、APTT 40.9 s↑；生化：尿素氮 12.6 mmol/L↑。

[入院诊断]

①上消化道出血原因待查；②风湿性心脏病，二尖瓣机械瓣膜置换术后；③房颤消融术后；④冠状动脉粥样硬化性心脏病，冠状动脉旁路移植术后。

[诊疗过程]

患者入院后仍间断呕血，颜色由暗红色逐渐转变为红色，每次量约 5 mL，在呕血之前有恶心，并伴有乏力。查实验室指标血常规：白细胞计数 13.19×10⁹/L↑、中性粒细胞百分比 83.7%↑、红细胞计数 3.29×10¹²/L↓、血红蛋白 100 g/L↓、红细胞压积 0.311↓、血小板计数 147×10⁹/L。凝血：凝血酶原时间 41.4 s↑、PT 活动度 15.0%↓、国际标准化比率 3.76↑、纤维蛋白原定量 4.26 g/L↑、

笔记

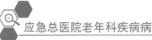
部分凝血活酶时间42.6 s↑。生化：血清铁6.5 μmol/L↓、血尿素氮10.5 mmol/L↑。便常规及潜血未见明显异常。给予患者禁食水，并停服华法林，同时给予维生素K_1注射、抑制胃酸、抑制消化液分泌、静脉营养治疗措施，向输血科申请备血。根据患者病情及CT影像学表现考虑，其上消化道出血可能由食管病变引起，而华法林的抗凝作用加剧了出血情况，因患者存在活动性出血及凝血功能异常，可能影响组织活检，暂不适合行胃镜检查。

8月19日复查静脉血血常规：血红蛋白85 g/L↓、红细胞压积0.268↓、血小板计数124×10^9/L↓。肾功能：血尿素7.4 mmol/L。凝血：凝血酶原时间37.6 s↑、PT活动度17.0%↓、国际标准化比率3.42↑、纤维蛋白原定量4.20 g/L↑。

8月20日患者呕血次数及血量均有减少。复查血常规：血红蛋白74 g/L↓、红细胞压积0.242↓、血小板计数126×10^9/L。肾功能：血尿素10.4 mmol/L↑。凝血：凝血酶原时间31.7 s↑、PT活动度21.0%↓、国际标准化比率2.88↑、纤维蛋白原定量4.09 g/L↑。为改善凝血功能分别于21、22日给予新鲜冰冻血浆输注。

8月21日复查便潜血已呈阳性。患者自8月21日起呕血停止，8月23日复查血常规：血红蛋白78 g/L↓、红细胞压积0.252↓。肾功能：血钾3.17 mmol/L↓、血尿素7.4 mmol/L。凝血：凝血酶原时间13.8 s↑、PT活动度66.0%↓、INR1.25↑、纤维蛋白原定量3.56 g/L、部分凝血活酶时间22.7 s↓。

8月24日行电子胃镜检查，镜下见食管右侧壁开始可见椭圆形溃疡延伸至距门齿35 cm，底部欠平整，表面覆白苔，可见渗血，边界欠清晰，周围黏膜有充血、水肿，可见两处血管暴露。镜下诊断：食管溃疡。根据胃镜结果，考虑上消化道出血为食管溃疡黏膜损伤所致。加用铝镁加混悬液、巴曲酶规律口服治疗。患者经治疗病情明显好转。

8月27日起恢复华法林抗凝治疗，3 mg/d，每3天复查INR，维持在1.8~2.5。8月30日复查血常规：白细胞计数5.04×10^9/L、红细胞计数2.93×10^{12}/L↓、血红蛋白90 g/L↓、红细胞压积0.293↓。凝血：凝血酶原时间13.7 s↑、PT活动度67.0%↓、国际标准化比率1.25↑、纤维蛋白原定量3.79 g/L、部分凝血活酶时间26.2 s。患者住院期间凝血及贫血指标动态变化趋势如图8-1。病情稳定出院。

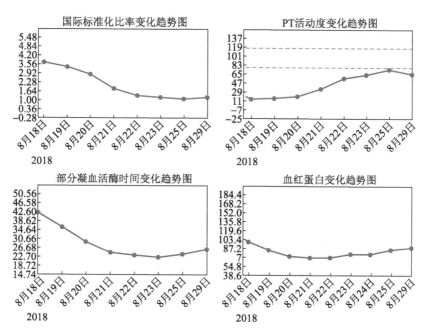

图8-1　住院时凝血及贫血指标动态变化趋势

[出院诊断]

①上消化道出血，食管溃疡，失血性贫血（中度）；②贲门炎；③慢性非萎缩性胃炎伴糜烂；④胃息肉；⑤风湿性心脏病，二尖瓣机械瓣膜置换术后；⑥房颤消融术后；⑦冠状动脉粥样硬化性心脏病，冠状动脉旁路移植术后；⑧低钾血症。

病例讨论

该患者为典型上消化道出血的患者，在接诊呕血患者时，应行如下鉴别诊断：

（1）呕血应与咯血鉴别：咯血为呼吸系统疾病发作时患者将血液自呼吸道咯出，咯出的血中多存在泡沫、痰液、脓血分泌物，多见于肺结核、大叶性肺炎、急性大面积肺栓塞。

（2）在呕血诊断后应鉴别来源：上消化道出血多表现为自口腔呕出血液，呕血前可有咽部不适、胸部不适、恶心等前驱症状，随着病程延长血液与胃酸相互作用，肠道可排出柏油样便，而下消化道出血多表现为自肠道便出鲜血。

（3）在确定上消化道出血后应鉴别病因

凝血机制障碍：血液病或长期服用华法林的患者，可存在内、外源性凝血途径异常。

上消化道占位性病变：多见于老年人。起初为吞咽异物感及咽下困难，此后病情呈进行性发展，以进行性咽下困难伴胸骨后疼痛为典型症状，可伴有体重下降。

消化性溃疡：该病为慢性病，起病隐匿，病程中多有间断胃灼热、反酸，与饮食、季节相关的上腹痛症状，多发生于饮食不规律、精神压力大的人群。

食管胃底静脉曲张破裂：该病因导致的消化道出血见于各种肝脏损伤所致的肝硬化失代偿期门脉高压患者，除呕血外还可有黄疸、脾亢、脐周静脉曲张、肝掌、蜘蛛痣、黑便的表现。多在进食高温、质硬食物时发生。多数患者表现为急性大量呕血伴黑便，甚至周围循环衰竭。

急性胃黏膜损伤：诱因常为进食非甾体类抗炎、腐蚀性物质。表现为急性呕血，可量大。

华法林为香豆素类抗凝药物，作用机制为抑制维生素 K 在肝脏由环氧化物向氢醌型转化，阻止维生素 K 的反复利用，影响含有谷氨酸残基的凝血因子 II、VII、IX、X 的前体，以及抗凝血蛋白 C、抗凝血蛋白 S 的羧化作用，从而影响凝血功能。华法林口服后吸收快速且完全，主要在肝脏中代谢，最后以代谢物形式由肾脏排出。服用过量的华法林易导致自发性出血，可以表现为轻微出血，如鼻出血、牙龈出血、皮肤黏膜瘀斑、月经过多，也可表现为严重出血，包括肉眼血尿、消化道出血，而最严重的为颅内出血，故应监测 INR 值并调整用药剂量。服用华法林后轻微出血而 INR 在目标范围内时不必立即停药或减量，应查找出血原因并加强监测。若出血与华法林相关首先应停药，输注凝血酶原复合物，还需要注射维生素 K_1。

该病例为典型的老年人服用华法林但未规律监测，从而在饮食为诱因的情况下发生严重上消化道出血的病例，患者本身存在消化道溃疡，在过度抗凝时早期出现出血及出血难以停止。与中青年人群相比，老年人是特殊的群体，在服用华法林的过程中，一些原因会影响该药的作用，如一些老年人安全用药的意识淡薄，忽略规律监测凝血指标的重要性；或一部分老年人因身体的原因行动不便，导致去医疗机构化验很困难；还有部分老年人本身就存在肝肾功能的异常，使得华法林代谢过程异常而影响凝血功能。另外，很重要的一点是华法林的抗凝血作用会受到多种食物、药物的影响，如阿司匹林、保泰松等会使其抗凝作用增强，而苯巴比妥、苯妥英钠、利福平等可减弱抗凝作用。一些老年人忽视了这点的重要性，或在进食、服药上依从性差，导致华法林在体内的抗凝作用受到某些食

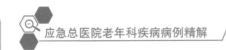

物、药物的影响。

该患者为风心病机械瓣膜置换术后的患者，停用抗凝药及使用止血药物导致瓣膜血栓形成及由此导致的猝死风险极大，所以在控制消化道出血后应尽快抗凝，可以先给予低分子肝素，然后观察确认无活动性出血，之后再加华法林更好。

从上述病例中可以得到重要的经验教训，对于需要服用华法林的老年患者，医生应该以通俗易懂的语言解释该药的药理作用，详尽地告知患者服用华法林后应避免与之同服的食物和药物，以及所要监测的具体血液指标和监测间隔时间，以提高患者的依从性及用药安全性。对于存在肝肾功能损伤的老年人，应给予个体化治疗，选择适宜的用药剂量和监测方案。只有努力做到上述各点，才能有效地降低华法林在诊疗方案中带给老年人的出血风险。

专家点评

华法林引起的出血，与 INR 的高低有关，如果 INR < 3.0 时发生出血，应该寻找引起出血的危险因素，主要的危险因素包括年龄 > 65 岁、先前发生过脑卒中、胃肠道出血合并肝肾功能不全、同时应用抗血小板药物等。如果 INR 大于目标值，但 INR < 5，没有出血，又不需要快速地恢复（如手术），应减量应用华法林；如果是 5 < INR < 9，也没有明显出血，有两种处理方法，一种方法是如果没有其他引起出血的危险因素，停华法林 1 ~ 2 次，恢复正常目标值之后，重新减量口服，有时需要口服维生素 K_1 1 ~ 2.5 mg（没有口服的可以肌内注射），如果需要快速逆转，可以口服维生素 K_1 2 ~ 4 mg。如果仍然很高，可以再口服维生素 K_1；如果 INR > 9，没有出血，可以口服维生素 K_1 3 ~ 5 mg。

此患者经过机械瓣膜换瓣术后，有房颤、出血并发症时，一定要考虑血栓发生的风险，一般情况下，轻、中度出血对患者造成的伤害总体上小于栓塞，本例患者的消化道出血是可以控制的，而且没有严重后果，而一旦发生瓣膜血栓及脑栓塞，显然后果将更为严重，因此华法林停药时间不应过长，应及时恢复，停用时间尽量不要超过5天，也可以在控制出血的同时降低抗凝的强度。

预防华法林相关出血的重点：①控制危险因素，加强监测，动态评估血栓与出血的风险，及时调整药物剂量；②增加医务人员用药和监测知识的培训；③为患者提供有关用药和监测的知识。

参考文献

1. 邝贺龄，胡品津. 内科疾病鉴别诊断学第 5 版［M］. 人民卫生出版社，2007：412 – 425.

2. 中国医师协会急诊医师分会. 急性上消化道出血急诊诊治流程专家共识［J］. 中国急救医学，2015，（10）：865 – 873.

3. 日本消化器内视镜学会. 2013 JGES 接受抗凝治疗的患者进行消化内镜检查指南［J］. Dig Endosc，2014，26（1）：1 – 14.

4. 中华医学会心血管病学分会，中国老年学学会心脑血管病专业委员会. 华法林抗凝治疗的中国专家共识［J］. 中华内科杂志，2013，52（1）：76 – 82.

笔记

病例 9
老年大叶性肺炎

病例介绍

患者，男，66岁。主因"间断咳嗽、咳痰1周，发热1天"于2018年1月31日入老年科病房。患者入院前1周在受凉后出现间断性咳嗽及咳痰，痰液呈白色黏稠状，伴有活动后轻度气短，无发热、胸痛、咯血。自行口服止咳药等对症药物后症状无明显减轻。入院前1天出现持续高热，体温最高达39.1℃，就诊后胸部CT提示"右下肺渗出性病变"，以"肺炎"收入院。患者发病以来精神弱，饮食及睡眠欠佳。

既往史：血糖水平异常5年，未进行系统诊治。

[体格检查]

体温38.9℃，血压130/80 mmHg，脉搏78次/分，呼吸18次/分，

SaO_2 99%。神清语利，口唇无发绀，咽无充血，双肺呼吸音粗，右肺底可闻及细湿性啰音，心脏及腹部阴性。

[辅助检查]

胸部 CT 提示右肺片状高密度影（图 9 - 1 至图 9 - 3）。

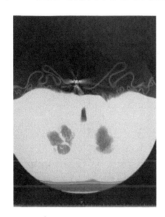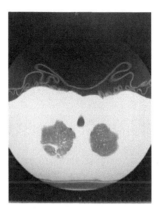

图 9 - 1　胸部 CT 平扫肺窗，右肺上叶可见条索样高密度影

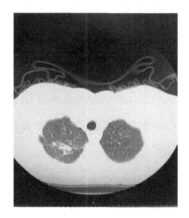

图 9 - 2　胸部 CT 平扫肺窗，右肺中叶可见不规则高密度影

[入院诊断]

社区获得性肺炎（community acquired pneumonia，CAP）（右侧）。

[诊疗过程]

患者入院后完善相关辅助检查，并留取痰液及血液行病原学检查。随后给予莫西沙星注射液、氨溴索注射液治疗。入院第 2 天辅

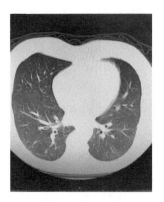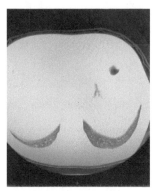

图 9-3 胸部 CT 平扫肺窗，双肺纹理增粗

助检查提示血常规：白细胞总数 $13.3 \times 10^9/L\uparrow$、中性粒细胞百分比 $86.1\%\uparrow$、淋巴细胞百分比 $10.1\%\downarrow$。血沉 $36\ mm/h\uparrow$。定量 C 反应蛋白：$138.3\ mg/L\uparrow$。肿瘤标志物：鳞状上皮细胞癌相关抗原 $1.90\ ng/mL\uparrow$、血清骨胶素 CYFRA 21-1 $4.6\ ng/mL\uparrow$。D-二聚体：$1.42\ \mu g/mL\uparrow$。纤维蛋白原：$491\ mg/dL\uparrow$。尿常规：白细胞 16 个$/\mu L\uparrow$。患者痰液中伴暗红色血丝但较易咳出，体温降至 $36.4\sim 36.8\ ℃$。肺部体格检查双侧可闻及散在哮鸣音、右肺中野可闻及湿性啰音。入院第 3 天仍间断咳嗽，有白色黏痰，伴低热及咳嗽时加重的右侧胸痛。肺部体征同前日。至入院第 6 天患者间断发热，体温最高为 $38.3\ ℃$，闻及双肺呼吸音粗、右肺散在湿性啰音。痰涂片提示革兰阳性球菌 10%、革兰阴性球菌 90%；真菌培养未见真菌生长。复查胸部 CT 右肺中、下肺野出现大面积片状高密度渗出影（图 9-4）。

调整治疗方案，将莫西沙星注射液改为美罗培南联合左氧氟沙星以抗感染。入院第 7 天辅助检查回报肺炎支原体抗体、结核抗体、G 试验、血培养均为阴性。复查血常规：白细胞总数 $10.8 \times 10^9/L\uparrow$、中性粒细胞百分比 $81.1\%\uparrow$、淋巴细胞百分比 $8.2\%\downarrow$。定量 C 反应蛋白：$184.66\ mg/L\uparrow$。入院第 8 天至第 10 天多次痰涂片提示革兰阳

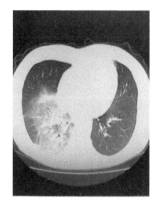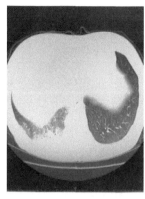

图9-4　胸部CT平扫肺窗，右肺下叶可见大片状高密度渗出影

性球菌100%，结核抗体仍为阴性。入院第11天患者体温逐渐降至正常水平，咳嗽及咳痰减轻，闻及右肺湿性啰音减少。当日回报血培养仍为阴性。痰涂片提示革兰阳性球菌20%、真菌孢子80%，痰培养为白色念珠菌。给予氟康唑抗真菌治疗。入院第14天复查血常规：白细胞总数8.8×10^9/L、中性粒细胞百分比77.6%↑、淋巴细胞百分比14.7%↓。定量C反应蛋白23.09 mg/L↑。至2月19日，患者体温保持在正常水平，轻度咳嗽及咳少量白痰，右肺闻及少量细湿性啰音，患者出院。3月14日患者于门诊复诊，期间无发热及咳嗽、咳痰、胸痛。血常规、C反应蛋白无异常。胸部CT可见右肺中、下肺野高密度片状影明显吸收（图9-5）。

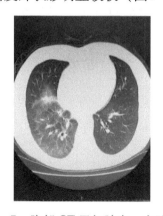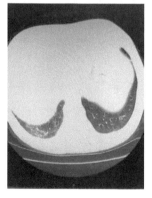

图9-5　胸部CT平扫肺窗，右肺下叶片状渗出可见较前明显吸收

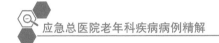
病例讨论

该病例为典型的老年社区获得性细菌性肺炎——大叶性肺炎，由于抗生素的广泛应用，大叶性肺炎已经很少见，而此例患者的临床表现、影像学表现均为典型的大叶性肺炎。肺炎从广义上理解即指包括终末气道、肺泡和肺间质的炎症。其病因包括病原微生物、理化因素、免疫损伤、过敏因素、药物因素等。按照患病环境又可将肺炎分为社区获得性肺炎及医院获得性肺炎。

社区获得性肺炎的定义为在院外罹患的肺炎，包括具有明确潜伏期的病原体感染而入院后在平均潜伏期内发病的肺炎。该患者符合这一特点。一些社区获得性肺炎的患病存在诱因，如该患者为老年人，其机体免疫力较中青年人弱，患病前曾有受凉。明确诱因有时对明确感染的病原是很重要的。

社区获得性肺炎的诊断标准包括：①症状（咳嗽、咳痰、伴或不伴胸痛）。②发热。③体格检查肺部啰音或肺实变体征。④血白细胞升高或降低。⑤胸部影像学显示片状或斑片状病变。1~4项中具备一项或具备第5项即可诊断，而该患者已具备上述5项，故明确诊断为肺炎。确诊后应对患者病情进行评估，以确定治疗地点。目前对肺炎严重程度进行评估常用的方法有 CURB - 65、PSI 评分等。

以该患者举例，一共包含4项，每项1分，分别为意识障碍、呼吸频率≥30次/分、收缩压 < 90 mmHg 或舒张压≤60 mmHg、年龄≥65岁。评分2分以上，死亡风险明显增加，应收入医院治疗。患者入院后正确判断病原体是医生尽早合理应用抗感染药物的关键，预防细菌感染的常规方法为痰培养或血培养联合药敏试验，而

非典型病原体和病毒则依赖于血清抗体、病原体核酸检测。由于临床上不能及时获取病原体结果，药物的选择也根据患者的临床特征和当地病原流行病学调查结果而进行经验性治疗。

在对患者的抗感染经验性治疗方案的选择上，原则是老年人、有基础疾病或住院的社区获得性肺炎患者，常选用呼吸氟喹诺酮类、第二或第三代头孢菌素、β-内酰胺类/β-内酰胺酶抑制剂，可联合大环内酯类，通常为呼吸喹诺酮或β内酰胺类，由于我国肺炎链球菌及肺炎支原体对大环内酯类高度耐药，现已很少单独使用。目前不少肺炎链球菌对青霉素亦耐药，故对该患者的治疗上选用了呼吸喹诺酮类药物。但因治疗效果不佳，临床出现铁锈色痰，伴臭味，肺部CT显示渗出病变明显增多，表现出大叶性肺炎的典型影像学特点，同时渗出部位出现干酪样坏死，考虑可能伴有金黄色葡萄球菌、铜绿假单胞菌、克雷伯菌属或厌氧菌等容易导致肺组织坏死的混合菌存在，因此给予碳青霉烯类药物联合左氧氟沙星治疗，后续完善了关于结核菌、非结核抗酸杆菌、真菌中的放线菌、曲霉菌等的进一步检查，均予以排除。

患者经治疗后，评估病情是否好转的指标包括发热程度、呼吸道症状、体征、血常规、胸部影像学、病原体检查。而48～72 h的体温变化为判断初始治疗效果的主要标准。该患者在治疗后体温恢复正常水平、呼吸系统症状及体征得到改善、血常规及胸部CT影像亦改善，表明抗感染治疗有效。

专家点评

老年CAP的临床表现可不典型，有时仅表现为食欲减退、尿失禁、体力下降、精神状态异常等，而发热、咳嗽、白细胞或中性粒细胞增高等典型肺炎表现不明显。容易漏诊和误诊。

目前国内多项成人 CAP 流行病学调查结果显示：肺炎支原体和肺炎链球菌是中国成人 CAP 的重要致病原，其他常见病原体包括流感嗜血杆菌、肺炎衣原体、肺炎克雷伯菌及金黄色葡萄球菌；铜绿假单胞菌、鲍曼不动杆菌比较少见。细菌性肺炎仍然是社区获得性肺炎的主要类型，本例患者初始应用莫西沙星（喹诺酮类）缓解效果不明显，由于肺部病变进展快，换用碳青霉烯加左氧氟沙星后，效果较好，也体现了抗感染药物避免选择大环内酯类药物的原则。原因为中国肺炎链球菌及肺炎支原体对大环内酯类药物耐药率高，在耐药率较低地区可用于经验性抗感染治疗；呼吸喹诺酮类可用于替代治疗。

肺炎链球菌仍然是老年 CAP 的主要病原体，但对于伴有基础疾病（如充血性心力衰竭、心脑血管疾病、慢性呼吸系统疾病、肾功能衰竭、糖尿病等）的老年患者，要考虑肠杆菌科细菌感染的可能。

大多数 CAP 患者在初始治疗后 72 h 临床症状能得到改善，但影像学的改善滞后于临床症状的发展。应在初始治疗后 72 h 对病情进行评价，部分患者对治疗的反应较慢。

抗感染治疗中，一般可于患者热退 2～3 天且主要呼吸道症状明显改善后停药，但疗程应视病情严重程度、缓解速度、并发症及不同病原体而异，不必以肺部阴影吸收程度作为停用抗菌药物的指征。通常轻、中度 CAP 患者疗程为 5～7 天，重症及伴有肺外并发症的患者可适当延长抗感染疗程。对非典型病原体治疗反应较慢者疗程可延长 10～14 天。金黄色葡萄球菌、铜绿假单胞菌、克雷伯菌属或厌氧菌等容易导致肺组织坏死，抗菌药物疗程可延长 14～21 天。

复诊不宜过早，一般肺炎的病程为 2~3 周，老年人病程稍长，建议在 3 周后复诊，过早复诊可能由于影像学吸收不良，导致判断困难，需要再次复诊，增加患者负担及拍片次数。

<h2 style="text-align:center">参考文献</h2>

1. 葛均波，徐永健. 内科学（第 8 版）[M]. 人民卫生出版社，2013：41 - 47.

2. 王辰，高占成. 内科学呼吸与危重症医学分册 [M]. 人民卫生出版社，2016：112 - 120.

3. STEVENS D A, KAN V L, JUDSON M A, et al. Practice guidelines for diseases caused by Aspergillus. Infectious Diseases Society of America [J]. Clin Infect Dis, 2000, 30（4）：696 - 709.

4. YAO Z, LIAO W. Fungal respiratory disease [J]. Curr Opin Pulm Med, 2006, 12（3）：222 - 227.

笔记

病例 10
老年特发性肺纤维化

病例介绍

患者，女，67 岁。主因"活动后气短伴间断咳嗽、咳痰、喘憋 1 年，加重半月"于 2017 年 7 月 31 日入院。患者起初于受凉及劳累后出现咳嗽、咳白色泡沫样痰，伴活动后喘憋，曾于多家医院就诊，先后诊断为"气管炎、肺炎"，给予半合成青霉素类联合左氧氟沙星、头孢类、阿奇霉素静脉滴注治疗后病情有所减轻，但症状反复发作并逐渐加重。

既往史：高血压病史 20 年，30 年前曾行阑尾切除术。无食物及药物过敏史。无吸烟、饮酒史。

[体格检查]

体温 36.7 ℃、脉搏 80 次/分、呼吸 20 次/分、血压 145/101 mmHg。

神清语利，口唇轻度发绀，颈静脉充盈，胸廓无畸形，双侧语音震颤正常，无胸膜摩擦感，双肺叩诊呈过清音，左肺呼吸音减低，于左肺底吸气末可闻及细小捻发音。可见杵状指（趾），肢端皮肤发绀。心率80次/分，律齐，各瓣膜区未闻及病理性杂音。腹膨隆，腹软，无压痛、反跳痛，肝脾肋下未及，移动性浊音（－），肠鸣音4次/分。双下肢无水肿。

[辅助检查]

血常规：白细胞计数 $9.58×10^9/L$、血红蛋白 161 g/L↑、中性粒细胞百分比 73.1%↑。血沉 28.0 mm/h↑。动脉血气分析（吸氧状态下）：pH 7.465，PO_2 62 mmHg，PCO_2 32 mmHg。肿瘤标志物：糖类抗原 12－5 55.1 U/mL↑、糖类抗原 15－3 17.3 U/mL↑、血清骨胶素 CYFRA21－1 7.81 ng/mL↑、神经烯醇化酶 21.4 ng/mL↑。痰涂片：革兰阳性球菌、革兰阴性杆菌、革兰阳性杆菌、未查到真菌孢子、抗酸杆菌 0 条/300 视野。C 反应蛋白、降钙素原、肝肾功能、凝血及 D－二聚体、心梗三项、BNP、类风湿因子、自身抗体、免疫球蛋白及补体、呼吸道病原体检测阴性，尿常规、便常规及潜血未见异常。心电图：窦性心律、心电轴正常范围、T 波改变。超声心动图：左室舒张功能减低。腹部及泌尿系超声：轻度脂肪肝、肝囊肿。肺功能：轻度限制型通气功能障碍、肺容量轻度减低、残气/肺总量百分比增高、气道阻力增高、弥散功能降低。呼出气一氧化氮浓度均值 22 ppb（非嗜酸性气道炎症）。胸部 HRCT：双肺间质纤维化改变（图 10－1，图 10－2）。

[入院诊断]

①特发性肺纤维化Ⅰ型呼吸衰竭；②高血压3级（极高危）；③阑尾切除术后；④轻度脂肪肝；⑤肝囊肿。

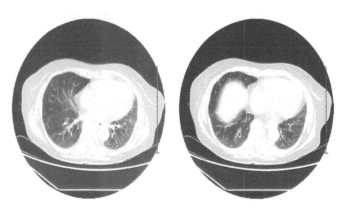

图 10 - 1　胸部 CT 平扫，肺窗显示双肺下叶以胸膜下、基底部分布为主，
呈网格样及蜂窝样改变的病变，伴散在牵张性支气管扩张

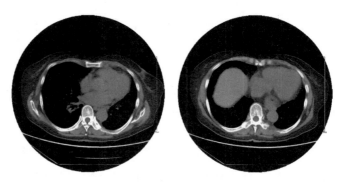

图 10 - 2　胸部 CT 平扫，纵隔窗显示与图 10 - 1 相同平面

[诊疗过程]

头孢噻肟舒巴坦 + 莫西沙星联合抗感染、解痉止喘、促排痰；
乙酰半胱氨酸 0.6 mL，2 次/日，口服；吡非尼酮 200 mg，3 次/日，
口服。

[治疗后转归]

患者住院治疗 7 天后，病情改善并出院，吡非尼酮在 2 周内每
次增加 200 mg 剂量，最终维持在 400 mg，3 次/日，口服。嘱患者
注意观察是否出现胃肠道不适症状、对日光的皮肤反应、肝功能损
害及嗜睡头晕症状。

病例讨论

特发性肺纤维化（idiopathic pulmonary fibrosis IPF）是病因未明的慢性进展性纤维化型间质性肺炎中的一种特殊类型。其病变局限于肺部，组织病理性及影像学表现具有寻常性间质性肺炎（usual interstitial pneumonia，UIP）的特征。该病多发于老年人，发病率随年龄增长而增高，典型症状一般在 60 ~ 70 岁患者身上出现，而 50 岁以下患者少见。男性多于女性。疾病进展表现为呼吸困难进行性加重、肺功能恶化，最终导致呼吸衰竭死亡。

虽然被称为"特发性"，但一些研究提示，一些危险因素可能与该病发病存在着相关性。①遗传因素：国内外均已见家族性肺纤维化病例的报道，该病多见于嫡亲和单卵双胞胎，呈常染色体显性遗传，具有不同的外显率；某些遗传疾病患者的肺纤维化发病率明显增高；同样一些人暴露于已知可引起肺纤维化的环境中，但仅有少数人发病。上述情况提示遗传因素可能与特发性肺纤维化发病有关。②吸烟：很多临床研究证实，吸烟会增加特发性肺纤维化的危险性，其暴露程度与 IPF 发生率呈正相关，尤其是每年吸烟大于 400 支者。③环境因素：暴露于黄铜、铅、钢铁等金属粉尘，以及木质粉尘者，患该病风险显著增加。而其他粉尘暴露（如理发业、饲养鸟类、石材加工）也与 IPF 发病有关。据研究报道，某些 IPF 患者尸检发现肺部淋巴结内可见无机颗粒物。④病毒感染：目前支持该因素与 IPF 发病之间存在联系的主要证据是流行病学研究。有研究结果表明，高达 97% 的 IPF 患者肺中可检测到 EB 病毒、巨细胞病毒、丙型肝炎病毒、人疱疹病毒等病原体。⑤胃食管反流：在一些动物实验及临床研究中均发现了长期的胃内容物吸入可导致肺

笔记

纤维化，故该病与 IPF 之间的发病关系得到一定的重视。

该病例中的患者为慢性病程，特点为咳嗽、咳痰伴进行性加重的劳力性呼吸困难，体格检查见口唇发绀、颈静脉充盈、双肺叩诊呈过清音、左肺呼吸音减低、左肺底呼气末可闻及细小固定性湿性啰音、可见杵状指（趾）、肢端皮肤发绀。动脉血气分析提示吸氧状态下氧分压明显下降（62 mmHg）、肺功能提示轻度限制型通气功能障碍、残气/肺总量百分比增高、气道阻力增高、弥散功能下降。HRCT 见肺间质纤维化表现。

综上所述，高度提示肺间质纤维化，但对于 IPF 的明确诊断，应先进行一些相关的鉴别及排除：①慢性过敏性肺炎（chronic hypersensitivity pneumonitis, CHP）：病理生理机制为人体吸入抗原后导致的巨噬细胞、淋巴细胞性炎症和肉芽肿性疾病，患者多有环境的暴露史（如饲养鸟类），而其胸部影像学表现为小叶间隔及小叶内间质不规则增厚、蜂窝状病变伴牵拉性支气管扩张、肺大泡等与 IPF 相似，经支气管肺活检（transbronchial lung biopsy, TBLB）行病理检查可进一步协助鉴别。②结缔组织病相关性间质性肺病（connective tissue disease – associated interstitial lung disease, CTD – ILD）：某些结缔组织病如类风湿关节炎、干燥综合征等引起的肺部损伤与 IPF 类似，尤其是年龄低于 50 岁的女性，但患者应存在 CTD 的临床表现及血清学实验室结果。③尘肺：该类疾病患者有明确的相关职业史，同时应明确患者与粉尘的接触时间、吸入粉尘浓度、粉尘性质等情况，结合影像学表现一般可鉴别。④非特异性间质性肺炎（nan – specific interstitial pneumonia, NSIP）：可发生于任何年龄，肺部高分辨率 CT（high resolution CT, HRCT）表现为双肺任何部位间质性浸润影及斑片状磨玻璃影。⑤隐源性机化性肺炎（cryptogenic organizing pneumonia, COP）：亚急性起病，发病前常有

笔记

流感样症状，无杵状指，影像学表现多为弥漫分布的肺泡及肺间质浸润影，且表现多样，特点为肺部复发性及游走性异常。

该患者无长期吸烟史、粉尘暴露史、家族史、特殊用药史、鸟类饲养史、肺外系统表现，而 HRCT 呈典型 UIP 表现，根据 IPF 诊断标准不需要进行外科肺活检，考虑诊断 IPF 明确。

目前针对该疾病的治疗药物可选用吡非尼酮或尼达尼布、抗酸药物、乙酰半胱氨酸，但对于疗程尚无证据支持，另外不推荐单用乙酰半胱氨酸治疗。不推荐使用的药物则为糖皮质激素联合硫唑嘌呤、乙酰半胱氨酸；抗凝药物（口服华法林可能增加病死率及出血风险）；西地那非（虽然可改善生活质量，但不能延缓疾病进展、不能降低急性加重频率和病死率，可带来不良反应及高昂的花费）；波生坦（虽然肺动脉高压是 IPF 患者死亡的独立危险因素，但使用该药不能延缓疾病进展和降低死亡率）；伊马替尼（可抑制肺成纤维细胞分化与增殖，发挥抗纤维化作用，但不能延缓疾病进展和降低死亡率）。对出现静息性低氧血症患者应进行长期氧疗，可对该病患者行肺康复治疗。末期肺纤维化肺移植仍是目前最有效的手段。

🏥 专家点评

IPF 是一种病因不明的，慢性进行性纤维化性间质性肺炎，病变局限在肺脏，好发于中老年男性人群，主要表现为进行性加重的呼吸困难，伴限制性通气功能障碍和气体交换障碍，导致低氧血症，甚至呼吸衰竭，预后差，其肺组织学和胸部 HRCT 表现为 UIP。

（1）特发性间质性肺炎（idiopathic interstitial pneumonias，IIPs）：即目前病因不明的间质性肺炎，属于 ILD 疾病谱的一组疾病。2013

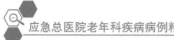
年发表的有关 IIPs 的国际多学科分类，将 IIPs 分为主要的 IIPs、罕见的 IIPs 和未分类的 IIPs。主要的 IIPs 有 6 种类型，包括 IPF、特发性非特异性间质性肺炎（idiopathic nonspecific interstitial pneumonia，iNSIP）、呼吸性细支气管炎伴间质性肺疾病（respiratory bronchiolitis – interstitial lung disease，RB – ILD）、脱屑性间质性肺炎（desquamative interstitial pneumonia，DIP）、隐源性机化性肺炎（cryptogenic organizing pneumonia，COP）、急性间质性肺炎（acute interstitial pneumonia，AIP）。罕见的 IIPs 有 2 种类型，包括特发性淋巴细胞性间质性肺炎（iLIP）和特发性胸膜肺实质弹力纤维增生症（iPPFE）。IPF 是主要的特发性间质性肺炎中最为重要的一种。

（2）HRCT：胸部 X 线片诊断 IPF 的敏感性和特异性差，胸部 HRCT 是诊断 IPF 的必要手段。UIP 的胸部 HRCT 特征性表现为胸膜下、基底部分布为主的网格影和蜂窝影，伴（或不伴）牵拉性支气管扩张，磨玻璃样改变不明显。其中蜂窝影是诊断确定 UIP 的重要依据。当胸部 HRCT 显示病变呈胸膜下、基底部分布，但只有网格改变，没有蜂窝影时，为可能 UIP。当胸部 HRCT 示肺部病变分布特征和病变性质与上述情况不符时为非 UIP（如广泛微结节、气体陷闭、非蜂窝状改变的囊状影、广泛的磨玻璃影、实变影或沿支气管血管束为著）的分布特点，均提示其他疾病。如 UIP 改变合并胸膜异常（如胸膜斑、钙化、出现显著）的胸腔积液时，多提示为其他疾病引起的继发性 UIP。

（3）酌情使用的药物：对 IPF 尚无肯定有效的治疗药物。根据近年来的随机对照临床试验的结果，结合中国临床实际情况，可以酌情使用下列药物。①吡非尼酮：是一种多效性的吡啶化合物，具有抗炎、抗纤维化和抗氧化特性。吡非尼酮能够显著地延缓用力呼气肺活量下降速率，可能在一定程度上降低病死率，但不良反应包括光过敏、乏力、皮疹、胃部不适和厌食。②尼达尼布：是一种多靶点络氨酸激酶抑制剂，能够抑制血小板衍化生长因子受体、血管内皮生长因子受体及成纤维细胞生长因子受体。尼达尼布能够有效地减少IPF患者FVC下降的绝对值，一定程度上缓解疾病进程，希望能为IPF的治疗增加选项。最常见的不良反应是腹泻，大多数病情不严重，无严重不良反应发生。

为了对IPF疾病本质的认识能不断加深，需要进一步规范IPF的诊断，对疾病进行评估，采取可能的治疗方案。肺移植可以延长具有适应证的IPF患者的生存期，但是对技术要求高、移植后生存率不确定、供体肺脏稀缺、费用昂贵等因素，从客观上限制了肺移植在临床的实施。

参考文献

1. RAGHU G, ROCHWERG B, ZHANG Y, et al. An Official ATS/ERS/JRS/ALAT Clinical Practice Guideline：Treatment of Idiopathic Pulmonary Fibrosis. An Update of the 2011 Clinical Practice Guideline [J]. Am J Respir Crit Care Med, 2015, 192 (2)：e3 - e19.

2. WELLS A U, HIRANI N. Interstitial lung disease guideline [J]. Thorax, 2008, 63：V1 - V58.

笔记

病例 11
肺结核合并抗利尿激素分泌异常综合征

病例介绍

患者，男，78岁。主因"间断发热、乏力1个月"入院。患者1个月前受凉后出现发热，体温37.5℃，伴头晕、乏力，外院就诊查血常规及血沉正常，给予中药汤剂治疗，效果欠佳，20天前查胸片提示支气管炎，给予日夜百服宁及感冒清热颗粒对症治疗，体温36.5~37.5℃，并出现下午发热，体温呈升高趋势，最高可上升至38.0℃，夜间可下降至正常温度。1周前发现电解质紊乱，低钠低氯血症，口服10%氯化钠对症治疗。3天前查巨细胞病毒及EB病毒IgG阳性。曾予单磷酸阿糖腺苷及拉氧头孢治疗，效果不明显，晨起体温升高至38.7℃，畏寒，偶有咳嗽，感恶心，乏力明显，无咯血、胸痛，无胸闷、心悸，无尿频、尿急、尿痛，无腹

笔记

痛、腹泻等。

既往史：高血压病史 5 年，服用培哚普利治疗，血压控制良好；萎缩性胃炎、胃溃疡病史 4 个月；无肝炎、结核病史；无外伤手术史；无药物过敏史；无烟酒嗜好；无高血压、糖尿病、肿瘤家族史。

[体格检查]

体温 37.0 ℃，脉搏 78 次/分，呼吸 19 次/分，血压 110/70 mmHg。咽轻度充血，双肺呼吸音粗，双下肺可闻及细湿性啰音。心率 78 次/分，律齐，未闻及杂音，腹部体格检查未见明显异常，双下肢无水肿，神经系统未见异常。

[辅助检查]

（1）入院前化验检查

血常规：白细胞 6.66×10^9/L，中性粒细胞百分比 61.2%，单核细胞百分比 22.4%↑，血红蛋白 121 g/L，C 反应蛋白 19 mg/L↑（<10），血沉 2 mm/h。生化：谷丙转氨酶 40 U/L，血白蛋白 38 g/L，总胆固醇 4.33 mmol/L，空腹血糖 5.45 mmol/L，尿素氮 3.61 mmol/L，肌酐 73 μmol/L。电解质：血钾 4.0 mmol/L，血钠 115 mmol/L↓，血氯 81 mmol/L↓，血钙 2.21 mmol/L，血磷 0.78 mmol/L↓。尿量 1620 mL/24 h，尿蛋白 0.55 g/24 h，降钙素原 0.32 ng/mL（<0.5）。肿瘤标志物：甲胎蛋白 2.62 ng/mL（≤7），癌胚抗原 2.43 ng/mL（<5），CA125 91.35 U/mL↑（<35），补体 C3 56.3 mg/dL。ASO 阴性、RF 阴性，抗中性粒抗体、抗 Sm 抗体、抗 SSA 抗体、抗 SSB 抗体、抗组蛋白抗体、抗核糖体 P 蛋白抗体均阴性，抗中性粒细胞胞浆抗体、抗髓过氧化物酶抗体均阴性。巨细胞病毒抗体 IgG 56.2 U/mL↑（≥14 为阳性），EB 病毒 IgG 阳性，反复多次查电解

笔记

质血钠 115~124 mmol/L。外院胸片：双肺纹理增重。头颅核磁：脑桥、双侧丘脑、基底节区、放射冠区、半卵圆中心区多发腔隙性脑梗死，双侧额、顶叶皮层下多发缺血灶，轻度脑白质变性，脑萎缩。

（2）入院后常规、生化及免疫检查

血常规：白细胞 6.4×10^9/L，中性粒细胞百分比 88.2%↑，单核细胞百分比 5.5%，红细胞 3.63×10^{12}/L，血红蛋白 100 g/L。尿常规：尿比重 1.005，隐血（++），尿蛋白（++）。血气分析：pH 7.500↑ PCO$_2$ 40 mmHg，PO$_2$ 71 mmHg，HCO$_3^-$ 31.2 mmol/L，BE 7.4 mmol/L↑，SaO$_2$ 95%。生化：C 反应蛋白 29.1 mg/L↑，总蛋白 50.7 g/L，白蛋白 29.9 g/L↓，总胆固醇 3.51 mmol/L，三酰甘油 0.83 mmol/L，高密度脂蛋白 0.63 mmol/L，低密度脂蛋白 2.62 mmol/L，尿素氮 4.79 mmol/L，肌酐 74 μmol/L。电解质：血钾 3.3 mmol/L，血钠 123.2 mmol/L，血氯 87.5 mmol/L，血钙 1.99 mmol/L，血沉 3 mm/h。甲功五项：TT$_3$ 0.42 ng/mL↓，FT$_3$ 1.57 pg/mL↓，TT$_4$ 8.09 μg/dL，FT$_4$ 1.39 μg/dL，TSH 0.14 μIU/mL↓。肿瘤标志物：CA125 105.6 U/mL↑，NSE 17.0 ng/mL↑。血凝（-），D-二聚体 1.84 μg/mL↑，转铁蛋白 0.69 g/L↓，总铁结合力：14.5 μmol/L↓，铁 8.5 μmol/L。乙肝五项、抗 HCV、抗 HIV、TPHA 均阴性。血浆渗透压：263.16 mmol/L。

（3）入院后病原学检查

痰涂片及培养：革兰氏阳性球菌 50%，真菌孢子 50%；培养结果：白色念珠菌。G 实验：阳性。PPD 实验：阴性。血 ADA：33.6 U/L↑。血结核菌抗体：弱阳性，TB-SPOT：1.136，阳性，连续三次痰涂片找结核菌阴性。

（4）相关激素检查

雌激素六项：促黄体生成素 9.83 mIU/mL↑，促卵泡雌激素

12.45 mIU/mL，催乳素 22.46 ng/mL↑，孕酮 0.45 ng/mL↑，睾酮 344.23 ng/dL，雌二醇 17.09 pg/mL，皮质醇 14.5 μg/dL，ACTH 66.4 pg/mL↑，生长激素 10.56 μIU/mL。尿钠 135 mmol/24 h↑，尿蛋白 0.71 mmol/24 h↑。

（5）影像学及器械检查

腹部超声：右肾实质弥漫性病变，右肾囊肿（多发），前列腺增生伴钙化。UCG：主动脉瓣钙化并反流，二尖瓣钙化并反流，三尖瓣反流，左室舒张功能减低，心包少量积液。胸部 CT（图 11-1）：双肺多发粟粒样结节，双下肺斑片影，肺结核不除外，双侧胸腔积液，右侧胸膜肥厚并钙化，心包积液。垂体核磁：双侧基底节丘脑区多发腔隙性脑梗死，脑白质变性，脑萎缩，部分空泡蝶鞍，蝶鞍扩大，垂体变扁，鞍内可见脑脊液信号。腹部 CT：右肾小并多发囊肿，前列腺肥大、钙化。支气管检查镜下见炎性表现，可见肉芽肿性炎症。肺泡灌洗液：可见巨噬细胞、炎细胞及上皮细胞，未见肿瘤细胞。组化分析：PAS（-），PASM（-），未见抗酸杆菌。支气管黏膜活检：右肺中叶肉芽肿性炎症，可见数根阳性杆菌，考虑为结核。

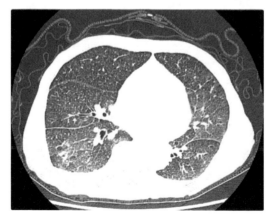

图 11-1　双肺呈磨玻璃样改变

[入院诊断]

①血行播散型肺结核；②抗利尿激素分泌异常综合征Ⅰ型电解质紊乱；③高血压病1级；④右肾囊肿（多发）、前列腺增生；⑤老年退行性心脏瓣膜病；⑥多发腔隙性脑梗死、脑白质变性。

[诊疗过程]

①拜复乐0.4 g，静脉滴注。②3%氯化钠，静脉滴注；托伐普坦，口服。③转入专科医院，利福喷汀＋异烟肼＋乙胺丁醇＋吡嗪酰胺。

患者入院前给予口服10%氯化钠治疗，反复口服无效，入院后给予静脉滴注及口服补钠，血钠仍无明显上升，且出现下肢水肿，体重增加4 kg，考虑存在抗利尿激素分泌异常，我院无法行抗利尿激素检查，故未检测。患者低钠无法纠正，给予口服托伐普坦15 mg/d，患者血钠逐渐上升至正常，确诊肺结核后转往传染病医院治疗，给予抗结核药物后，未再出现低钠血症。应用抗结核药物6个月后，胸部CT检查见图11-2。

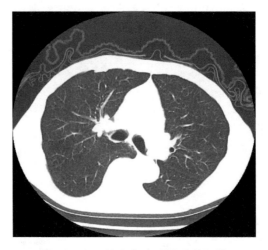

图11-2 双肺磨玻璃影吸收好转

病例讨论

抗利尿激素分泌异常综合征（syndrome of inappropriate antidiuretic hormone，SIADH）是指由多种原因引起的内源性抗利尿激素（antidiuretic hormone，ADH，即精氨酸加压素 AVP）分泌异常增多，血浆抗利尿激素浓度相对于体液渗透压而言呈不适当的高水平，从而导致水潴留、尿排钠增多及稀释性低钠血症等有关临床表现的一组综合征。常见病因为严重颅脑损伤、颈髓损伤、严重颅内感染、恶性肿瘤、肺部肿瘤等，除此之外，神经 – 精神疾患、肺部疾病（如急性呼吸衰竭、肺炎、肺结核、机械通气等）、各种手术及药物（如氯磺丙脲、长春碱、环磷酰胺、卡马西平、氯贝丁酯、三环抗抑郁剂等）也可引起抗利尿激素分泌异常，原因不明。

（1）抗利尿激素分泌异常综合征的分型

Ⅰ型：也称为 A 型，约占 37%。ADH 的分泌不规则，不受血渗透压的调节，表现为自主性分泌。呼吸系统疾病引起的 SIADH 多属此型。Ⅱ型：也称为 B 型，约占 33%。ADH 的分泌受血渗透压的调节，本型 SIADH 即是渗透域重调综合征（reset osmotic syndrome）。有人认为渗透域重调综合征乃渗透物质（包括电解质和非电解质）不适当地积聚于渗透压感受器细胞内，致使渗透压感受器将正常误为高渗，引发 ADH 释放。因此，此综合征以前也称为病态细胞综合征（sick cell syndrome）。支气管肺癌和结核性脑膜炎引起的 SIADH 常属此型。Ⅲ型：也称为 C 型，约占 16%。ADH 的分泌受血渗透压的调节，但调节作用部分受损。当血浆渗透压降低到调定点以下时仍有部分 ADH 分泌，有人将这种 ADH 分泌称为血管升压素漏（vasopressin leak），中枢神经系统疾病引起的

SIADH 多属此型。Ⅳ型：也称为 D 型，约占 14%。ADH 的分泌调节机制完好，血浆 ADH 水平也正常，但肾脏对 ADH 的敏感性升高，也有人认为，此型患者体内存在 ADH 样物质，引起临床表现的是 ADH 样物质而非 ADH 本身。严格地说，SIADH 一词并不适用于本型，因为并不存在 ADH 的不适当分泌，但习惯上仍将本型归入 SIADH。

（2）抗利尿激素分泌异常综合征的临床表现

①SIADH 本身的表现主要以低钠血症（hyponatremia）为特征。SIADH 的低钠血症主要因肾脏对游离水保留过多及水的摄入过多所致，因此属稀释性低钠血症。患者体内的水分增多，常有中度体液容量扩张。患者的体重可增加 5%～10%。患者一般没有水肿，这与尿钠排出较多有关。低钠血症可使细胞外液渗透压下降从而引起脑细胞水肿产生相应的神经系统症状。患者的临床表现与血清钠浓度密切相关，轻症者可无症状。当血清钠浓度低于 120 mmol/L 时，患者可出现厌食、恶心、呕吐、软弱无力、肌肉痉挛、嗜睡，严重者可有精神异常、惊厥、昏睡乃至昏迷，如不及时正确地处理，可导致死亡。②引起 SIADH 的原发病的表现多数由癌肿引起，患者常有癌肿的相应表现。有些 SIADH 由肺部疾病或脑部疾病引起，患者有相应的临床表现。少数 SIADH 由药物引起，患者有使用该种药物的病史及相应的原始疾病的表现。

（3）实验室检查

①血清钠一般低于 130 mmo/L。②血浆渗透压 < 270 mOsm/kg H_2O。③尿渗透压不适当地升高，在血浆渗透压下降时尿渗透压大于血渗透压。④尿钠排泄增加 > 20 mmol/L。⑤二氧化碳结合力正常或稍偏低，血清氯化物偏低。⑥血清尿素氮、肌酐、尿酸、白蛋白常降低。⑦血浆和尿中 AVP 水平升高，血浆 AVP 大于 1.5 pg/mL

（血渗透压 <280 mOsm/kg H_2O 时血浆 AVP 值 <0.5 ~ 1.5 pg/mL）。⑧甲状腺、肝脏、肾脏、心脏和肾上腺皮质功能均正常。

（4）诊断标准

①血钠 <130 mmol/L（正常 135 ~ 145 mmol/L）；②血浆渗透压 <280 mOsm/kg H_2O（正常 280 ~ 310 mOsm/kg H_2O）；③尿钠 >80 mmol/d（正常 130 ~ 260 mmol/d）；④尿渗透压升高，尿渗透压/血渗透压 >1（正常 <1）；⑤严格限制水摄入后，症状减轻；⑥无水肿心肝肾功能正常；⑦血浆 AVP 升高 >1.5 pg/mL（血浆渗透压 <280 mOsm/kg H_2O 时血浆 AVP 值 <0.5 ~ 1.5 pg/mL）。

（5）诊疗方案

①轻度患者，仅限制每天摄水量为 0.8 ~ 1.0 L，症状即可减轻，体重下降，血清钠与渗透压随之增加，尿钠排出也随之减少。②严重患者，伴有神志错乱、惊厥或昏迷，可静脉滴注 3% ~ 5% 氯化钠溶液 200 ~ 300 mL，使血清钠浓度上升，症状得到改善，但血清钠上升不宜过速，血清钠浓度可初步恢复至 120 mmol/L，不宜过高，以免引起中枢性脑桥脱髓鞘病变。③有心脏病、心力衰竭患者，可同时静脉滴注呋塞米 20 ~ 40 mg，排出水分，以免心脏负荷过重，但必须纠正因呋塞米引起的低钾或其他电解质的丧失。低钠血症改善后，仍应注意限制水分，以免发生水中毒。④病因治疗。如果因药物所引起，停药后 SIADH 可迅即消失。中枢神经系统疾病所致的 SIADH 常为一过性，随着基础疾病的好转而消失。肺结核或肺炎经治疗好转，SIADH 常随之恢复。恶性肿瘤所致的 SIADH 患者，经手术切除、放射治疗或化学治疗后，SIADH 可减轻或消失。SIADH 是否消失也可作为肿瘤治疗是否彻底的佐证。⑤药物治疗。地美环素可阻碍 AVP 对肾小管的水回吸收作用。曾在肺癌所致的 SIADH 患者中试用，每日 900 mg，分次口服，可引

起等渗性或低渗性利尿，低钠血症改善。该药可引起氮质血症，但停药后即可消失。对限制水分难以控制者，可采用本药进行治疗。锂盐也可阻碍 AVP 对肾小管的作用，但毒性较大，应用时应慎重。

专家点评

随着中国老年人口数量的增加，老年肺结核的患病率也在逐渐上升，根据中国 2010 年第五次结核病流行病学抽样调查的结果，60 岁以上活动性肺结核患者占到 48.8%，而且呈向高龄组推进的趋势。老年肺结核的引起表现不典型，病灶分布不典型，实验室阳性率低及治疗用药依从性差等原因导致对老年肺结核的诊断和治疗成为难题。此患者是一例粟粒型肺结核，胸部 X 线片表现不典型，仅是肺纹理增粗，因此最初并未考虑诊断为结核。老年人发生肺结核时，临床常见食欲不佳、疲乏无力、消瘦等非特异性症状，结核的中毒症状往往不明显，对咳嗽、咳痰、发热持续 2 ~ 3 周不见好转，常规抗炎治疗无效者应该做进一步的检查。

该例患者由于肺结核继发性出现顽固性低钠血症伴水肿，对这类患者使用一般的浓盐补钠及伴利尿剂消除水肿很难取得效果，托伐普坦可以利尿且纠正低钠血症，但应注意服用该药后的反应个体化差异大，老年人宜从小剂量吃起，有些老年人每日服用 1/8 ~ 1/4 片即可奏效。结核患者肺组织可分泌过多的抗利尿激素，并引起抗利尿激素异常分泌综合征，纠正原发病后可好转，该例患者抗结核治疗有效后未再出现低钠血症。

参考文献

1. 意大利内分泌学会. 2016 SIE 实践建议：抗利尿激素分泌异常综合征（SID）的诊断和管理［J］. J Endocrinol Invest, 2016, 19.

2. 蒋月强, 李瑞超. 托伐普坦治疗小细胞肺癌伴抗利尿激素异常分泌综合征所致的低钠血症［J］. 中国医院药学杂志, 2017, 37（22）: 2281 – 2284.

3. 崔士芳, 吴乃君, 金秀平, 等. 结核引起抗利尿激素异常分泌综合征一例报道及诊断思路［J］. 中国全科医学, 2017, 20（12）: 1520 – 1522.

笔记

病例 12
肺毛霉菌感染

病例介绍

　　患者，男，66 岁。主因"咳嗽、胸痛、发热 2 个月，加重 6 天"入院。患者 2 个月前无诱因出现咳嗽，伴左胸撕裂样疼痛，深吸气及活动后加重，发热，体温最高达 38.2 ℃，就诊于当地医院，先后给予头孢他啶及左氧氟沙星，疗效不佳，体温无明显下降。50 天前行气管镜检查示左肺舌段新生物，病理示血凝块内见芽孢和菌丝，给予比阿培南、利福霉素治疗，并予伏立康唑片 0.2 g（2 次／日）治疗，30 天前患者病情逐渐加重，出现胸闷、呼吸困难，持续发热，体温最高达 39.0 ℃，体重减轻 20 kg。复查肺部 CT：左肺肺炎面积增大。继续给予哌拉西林他唑巴坦 4.5 g（3 次／日）＋左氧氟沙星 0.5 g（1 次／日）＋伏立康唑 0.2 g（2 次／日），病情进一步加重，患者端坐、呼吸困难，体温持续在 39 ~ 40 ℃。复查胸部 CT 示左侧胸腔积液伴左肺膨胀不全，心包少量积液，脾大。气管镜灌洗液涂片：见大量中性粒细胞。

既往史：2 型糖尿病病史 2 个月，应用门冬胰岛素（诺和锐）6 U 三餐前皮下注射，血糖控制欠佳。患者从事皮革翻新工作多年，有近 8 个月电镀工作经历，饮酒 40 余年，酒精量 20 g/d。

[体格检查]

体温 39.2 ℃，脉搏 108 次/分，呼吸 22 次/分，血压 128/63 mmHg。营养不良，呼吸急促，双肺叩清音，左上肺呼吸音弱，左下肺呼吸音消失，右肺闻及湿性啰音，无胸膜摩擦音。心率 108 次/分，律齐，心音有力，腹部及双下肢体格检查阴性。

[辅助检查]

（1）入院 2 个月前胸部 CT（图 12 - 1）；入院 1 个月前胸部 CT（图 12 - 2）；入院前胸部 CT（图 12 - 3）；入院后胸片（图 12 - 4）。

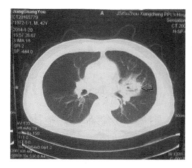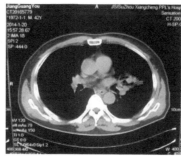

图 12 - 1　左肺渗出病变

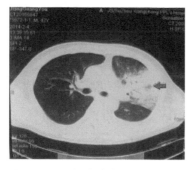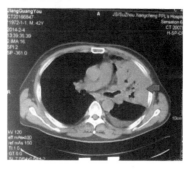

图 12 - 2　左肺渗出病变面积增大，部分实变，可见支气管充气征

笔记

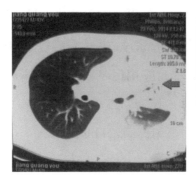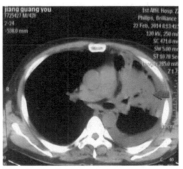

图 12 - 3　左肺渗出病变面积进一步增大，实变，左侧胸腔积液

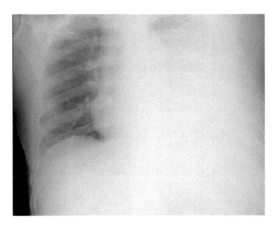

图 12 - 4　左肺大面积渗出及实变

（2）血常规：白细胞 8.42×10^9/L，红细胞 4.5×10^{12}/L，血红蛋白 112 g/L↓，血小板 206×10^9/L，中性粒细胞百分比（N%）90.1%。生化：C 反应蛋白 68 mg/L↑，前白蛋白 0.13 g/L↓，空腹血糖 7.14 mmol/L↑，总胆固醇 4.46 mmol/L，三酰甘油 0.98 mmol/L，高密度脂蛋白 0.95 mmol/L，低密度脂蛋白 2.21 mmol/L。血沉 32 mm/h↑，降钙素原 1.79 ng/mL↑。尿常规、便常规、电解质、凝血、糖化血红蛋白、呼吸道病原体检测、免疫球蛋白三项、乙肝五项、抗丙肝抗体、甲功五项、抗 HIV、抗梅毒螺旋体抗体、PSA、肿瘤标志物均正常，血结核菌抗体阴性，ANCA、ANA、ENA 七项阴性。

笔记

（3）病原学检查：3 次痰找抗酸杆菌均阴性，PPD 阴性，TB-SPOT 阴性，痰培养呼吸道正常菌，军团菌抗体阴性，血 GM 试验阴性，胸水 GM 阴性，三次支气管肺泡灌洗液（bronchoalveolar lavage fluid，BALF）抗酸杆菌阴性，BALF GM 试验阴性，可见真菌菌丝。

（4）气管镜检查见图 12-5。

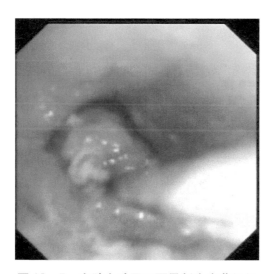

图 12-5　左肺上叶开口可见新生肉芽组织

（5）气管黏膜冷冻及组织活检：考虑毛霉菌感染（图 12-6）。

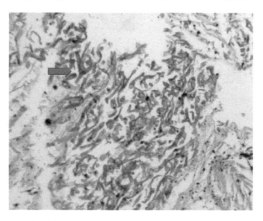

图 12-6　组织大部分坏死，其中见较多毛霉菌，PAS(+)六胺银(+)大量真菌菌丝及孢子，菌丝较粗，无分隔，呈直角分支，倾向毛霉菌感染

［入院诊断］

①毛霉菌肺炎；②2型糖尿病；③低蛋白血症。

［诊疗过程］

①两性霉素B 5 mg/d，静脉滴注，开始逐渐加量，每日增加5 mg，加量至40 mg/d后逐渐减量；②复方甘草酸苷、葡醛内酯保肝；③诺和锐降糖。

［治疗后转归］

患者确诊后给予两性霉素B静脉滴注，从5 mg/d开始逐渐增加剂量，每日增加5 mg，增加至45 mg/d后减量，以40 mg/d持续治疗3个月，胸片CT复查（图12-7），病情好转出院。

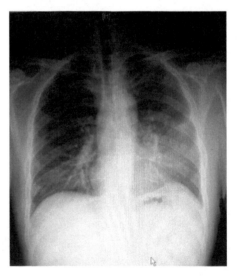

图12-7　治疗3个月后复查，左肺大面积渗处基本吸收

病例讨论

本例患者为免疫功能正常的男性，既往体健，近期发现血糖升高，无其他基础病史，起病为肺炎表现，经抗细菌药物治疗后

逐渐加重，曾应用伏立康唑，治疗无效，病情发展迅速，从病情进展看，考虑真菌感染可能，胸部 CT 表现为大片渗出及肺不张，GM 试验阴性，可作为曲霉菌感染的排除诊断，需通过病理确诊。

毛霉病是一种进展迅速的侵袭性真菌病，可发生在不同人群中。主要病原菌包括根霉属、毛霉属、横梗霉属（旧称犁头霉属）、小克银汉霉属、根毛霉属、鳞质霉属和瓶霉属等。最常见的易感因素包括粒细胞缺乏、各种免疫缺陷、糖尿病和外伤等。常见临床类型包括鼻脑眶型、肺型、皮肤型及播散型等，毛霉病相对少见。

本病开始时表现为急性支气管炎症状，累及肺时引起肺实变及肺脓肿，并伴有血栓形成和梗死的征象。突然发病时，严重者会出现发热、咳嗽、痰中带血、胸闷、气急、呼吸困难、胸痛等，当累及肺动脉时，可引起致命性大咯血。两肺有广泛湿性啰音及胸膜摩擦音。本病一般呈进展性，大多患者在 3~30 天内死亡。

对于毛霉特异性抗原的检测目前还没有标准化的方法。半乳甘露聚糖抗原（GM）试验是烟曲霉较为特异的血清学检测方法。当 CT 检查高度提示侵袭性真菌病、血清及肺泡灌洗液中 GM 试验结果为阴性时，应高度警惕，可能是毛霉病而不是曲霉病。换言之，GM 试验阳性在毛霉病中仅可作为排除性诊断，而非特异性诊断标准。GM 试验是针对真菌细胞壁 β-(1,3)-D-葡聚糖的抗原检测，可用于念珠菌、曲霉、肺孢子菌、镰刀菌、地霉等多种侵袭性真菌感染的早期诊断。但由于毛霉亚门真菌的细胞壁少有 β-(1,3)-D-葡聚糖的表达，因此 GM 试验不适用于毛霉病的血清学诊断。

直接镜检（或结合荧光白染色）可以快速地对毛霉病做出疑似

诊断。镜下特征表现为宽度不一、无隔或少隔、多为直角分枝、不规则的丝带状菌丝体，但直接镜检不能用于种属的鉴定。①真菌培养：是菌种鉴定的关键，虽然敏感度可能不如非培养技术，但可对分离出来的菌株进行菌种鉴定和体外药敏试验。②组织病理：侵袭性毛霉病的组织病理学特点包括明显的梗死、血管浸润和外周神经浸润等。炎症反应主要以中性粒细胞浸润或化脓性肉芽肿为主。肺毛霉病的组织病理学特点包括血管受累（100%）、出血性梗死（90%）、凝固性坏死（85%）和肺泡内出血（85%）。粒细胞缺乏症患者比非粒细胞缺乏症患者的血管浸润更严重。组织中菌丝无隔或少隔，分枝角度45°~90°。苏木精－伊红（HE）染色可以较好地区别毛霉、曲霉或其他相似菌种的菌丝，对指导治疗有很大帮助。

胸部影像大多呈迅速进展的大片肺实变阴影，可形成空洞，或为肺梗死阴影。少数呈小结节状阴影。晕轮征示下呼吸道真菌感染的临床标准，但无法判断侵袭性真菌感染的病原菌种类。毛霉病患者影像学检查更容易出现反晕轮征。在一项侵袭性真菌感染的影像学研究中，19%的毛霉病患者出现反晕轮征，仅有<1%的曲霉病患者出现类似的改变。

治疗方式：①手术清创：肺毛霉病手术清创可使病死率从62%降至11%。手术方式包括肺叶切除术、单侧肺切除或楔形切除术。手术治疗对非播散感染的患者更有效。②药物治疗：两性霉素B剂量一般为每天1 mg/kg，为减少肾脏并发症，总量不应超过3~4 g。两性霉素B脂质体使用平均剂量为每天5 mg/kg，可提高临床疗效与存活率。泊沙康唑作为一线治疗药物，治疗毛霉病的成功率为50%~60%。在毛霉病治疗中推荐的剂量为200 mg（4次/日）或400 mg（2次/日）口服。建议进行抗真菌药物的持续治疗，疗程应持续至影像学检查显示病灶完全消退、高危因素消除时。

专家点评

毛霉菌属于真菌感染范畴，多发于免疫力低下的患者，大多数患者通过吸入空气中毛霉孢子而感染，其次是食入或外伤致病。肺和鼻窦最常受累，靠真菌病原学和组织病理学确诊。GM 实验在毛霉菌感染时均为阴性。本例患者平素体健，除血糖升高外，无毛霉菌的易感因素，发病表现为渐进性肺炎并呼吸衰竭，胸片呈现大片渗出及肺不张表现，未出现反晕轮征，且应用多种抗细菌药物无效，应用伏立康唑后病情无好转，因毛霉菌对伏立康唑不敏感，应用伏立康唑过程中，患者病情加重，可能与用药后抑制其他真菌导致毛菌霉大量生长有关，GM 试验曲霉菌感染较为特异及敏感的指标，血清及 BALF 中 GM 试验结果为阴性，可作为曲霉菌感染的除外诊断，需依靠病理检查确诊。治疗首选药物是两性霉素 B 脂质体或两性霉素 B，使用剂量应迅速增至 $0.8 \sim 1.5$ mg/（kg·d），症状改善后改为隔日一次，总剂量通常是 $2.5 \sim 3$ g。老年人需要注意两性霉素 B 的肾脏毒性，诊疗方案中需要监测肾功能及电解质，应该避免与其他肾毒性药物合用，延长静脉滴注时间等措施有助于减少肾脏的损伤及低钾血症的发生率。

参考文献

欧洲临床微生物与感染性疾病学会. 2013 ESCMID/ECMM 联合临床指南：毛霉菌病的诊断和管理［J］. Clin Microbiol Infect, 2014, 20（S3）：5 – 26.

笔记

病例 13
隐球菌肺炎

　　患者，男，65岁。主因"咳嗽、咳痰、发热10天"入院。患者10天前在外地（正在开发的旅游点）考察时受凉，出现咳嗽、咳痰，咳少量白色黏痰，自服中成药对症治疗，症状无明显缓解，6天前患者开始口服头孢呋辛0.25 g，2次/日，咳嗽加重，夜间明显，痰量增加，2天前患者出现发热，体温最高达37.6 ℃，多于傍晚至夜间发热，无咯血，呼吸困难，无乏力、盗汗，夜间可平卧，于门诊查胸部CT提示双肺多发渗出病变收入院。患者饮食好，睡眠可，二便正常，近期体重无明显变化。

　　既往史：高血压病史7年，高脂血症病史7年，服用阿托伐他汀10 mg/d，定期体检，左下肺可见一个结节，直径约0.8 cm，每年复查无变化，无肝炎、结核病史，无外伤、手术史，无食物、药物过敏史。患者无烟酒嗜好，本次参观未到蕈类、香料、特殊植物种植，无鸽类、鸟类及动物接触史，无土壤密切接触，无特殊食物摄入，同行人无类似发病，无冶游史。无特殊遗传病史。

[体格检查]

体温37.2 ℃，脉搏78 次/分，呼吸16 次/分，血压140/70 mmHg。一般情况良好，咽充血，扁桃体不大，双肺呼吸音粗，未闻及明显干、湿性啰音，右下肺语音震颤略增强，心脏及腹部体格检查无特殊阳性体征，神经系统体格检查无阳性体征。

[辅助检查]

入院前胸部CT检查（图13-1）：双肺多发结节影，右下肺为著。

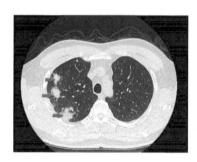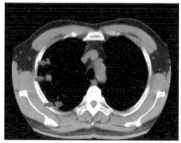

图13-1 右下肺野外带可见多发结节影，密度不均匀，边缘不规则

血常规：白细胞5.9×10^9/L，红细胞3.9×10^{12}/L↓，血红蛋白122 g/L↓，血小板216×10^9/L，中性粒细胞百分比60.7%，淋巴细胞百分比28.0%。生化：C反应蛋白32 mg/L↑，前白蛋白0.10 g/L↓，总蛋白63.4 g/L↓，白蛋白36.4 g/L↓，空腹血糖6.12 mmol/L↑，总胆固醇3.46 mmol/L，三酰甘油0.53 mmol/L↓，高密度脂蛋白0.95 mmol/L，低密度脂蛋白2.21 mmol/L。凝血四项：凝血酶原时间14.0 s，活化凝血酶原时间34.0 s，纤维蛋白原

591 mg/L↑，D－二聚体 0.36 μg/mL，血沉 62 mm/h↑。尿、便常规、电解质、糖化血红蛋白、呼吸道病原体检测、免疫球蛋白三项、G 试验、降钙素原、乙肝五项、抗丙肝抗体、甲功五项、抗HIV、抗梅毒螺旋体抗体、PSA、肿瘤标志物均正常。血结核菌抗体阴性，ANCA、ANA、ENA 七项阴性。

病原学检查：连续 3 次痰找抗酸杆菌结果均为阴性，PPD 试验阴性，TB－SPOT 阴性，痰涂片革兰氏阳性球菌 10%～20%，革兰氏阴性球菌 90%～80%，痰培养呼吸道正常菌，军团菌抗体阴性，连续 3 次查痰病理学检查均显示：可见巨噬细胞、炎细胞和上皮细胞，未见明显异型性。气管镜检查示：左下外后基底段黏膜慢性炎症伴渗出，三次支气管肺泡灌洗液（BALF）抗酸杆菌阴性，BALF GM 试验阴性，血 GM 试验阴性，TB－SPOT 阴性，淋巴细胞亚群检测正常，新型隐球菌抗原定性(＋)。

[入院诊断]

①新型隐球菌肺炎；②高血压病 1 级；③高脂血症；④低蛋白血症。

[诊疗过程]

患者入院后按细菌性肺炎给予莫西沙星 0.4 g/d 联合拉氧头孢1.0 g（2 次/日）静脉滴注抗感染治疗，治疗 7 天后复查胸部 CT 提示，原右下肺多发结节密度变淡，但面积有所增大，右下肺新发结节影，左肺出现大片渗出，可见支气管充气征（图 13－2），提示常规抗感染治疗无效。结合肺内渗出形态，考虑真菌感染，停用莫西沙星，给予氟康唑 0.4 g/d 静脉滴注治疗，疗效不佳，不除外隐源性机化性肺炎可能，加用泼尼松 20 mg/d 口服，隐球菌抗原回报阳性后，改为氟康唑 400 mg（2 次/日）静脉滴注抗真菌治疗。

笔记

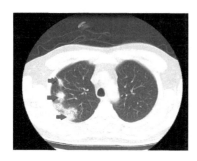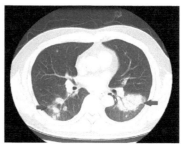

图 13 -2   入院后应用抗细菌药物治疗 7 天后复查

最终治疗方案：①氟康唑 400 mg，2 次/日，静脉滴注 14 日；后续口服氟康唑 600 mg/d，逐渐减量停药，疗程 4 个月。②护肝宁片 5 粒，3 次/日。③暂停降脂药物避免加重肝损伤。

治疗 4 个月后胸部 CT（图 13 - 3）：双肺结节明显吸收消散，右肺仍有少量结节，密度转淡，较前明显缩小。患者治疗 4 个月后右肺残留结节 2 个，行肺穿刺活检提示少许肺组织轻度炎性变，肺泡间隔增宽，纤维增生，未见肿瘤细胞。

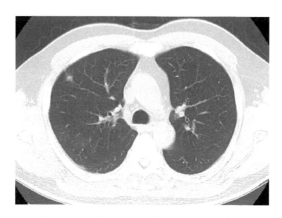

图 13 -3   治疗 4 个月后胸部 CT 复查

📋 病例讨论

本例非免疫功能异常患者，因其肺内渗出病变形态特殊，初始按照社区获得性肺炎进行治疗，给予呼吸喹诺酮类药物联合三代头孢治疗，治疗后肺内症状未见好转，考虑真菌感染，在追寻病原菌的同时，不除外隐源性机化性肺炎，曾给予泼尼松治疗，获得隐球菌感染的证据确诊后，给予系统的抗真菌治疗。该患者的特殊之处在于，无免疫功能低下，无明确的接触史，单纯表现为肺部症状，症状较轻，且无脑膜炎表现。该患者疾病初期拒绝行肺穿刺活检，治疗4个月后仍有结节，后行活检未获得阳性结果，穿刺时间不是最佳时间。

新型隐球菌是一种广泛分布的有荚膜包绕的酵母菌，常存在于鸟粪、鼠粪、土壤、空气、水果、蔬菜中。一般不寄生于人体。隐球菌肺炎为新型隐球菌感染引起的亚急性或慢性内脏真菌病。主要侵犯肺和中枢神经系统，但也可以侵犯骨骼、皮肤、黏膜和其他脏器，多发于艾滋病患者及免疫力低下的患者。

肺部隐球菌感染的初期，多数患者可无症状，少数患者出现低热、轻咳，咳黏液痰，偶有胸膜炎症状。部分病例有急性肺炎表现，偶有胸痛或肺实变和胸腔积液的体征。当并发脑脊髓膜炎时，则症状明显，常有中度发热，偶可高热达40 ℃，并出现脑膜脑炎的症状和体征。在艾滋病患者及免疫功能重度受损的患者中可发生急性呼吸窘迫综合征（acute respiratory distress syndrome，ARDS）。

实验室检查可有血白细胞计数和中性粒细胞轻度和中度增高，中晚期患者可有贫血、血沉增快。X线片表现可以在任何一个肺叶，任何类型的浸润、结节或渗出都可发生，所以X线片无典型特征。目前常用的方法是用乳胶凝集抗原试验查出血循环或脑脊液中的新型隐球菌的荚膜多糖抗原。当病变局限于肺内时，此试验结果为阴性，如果试验结果为阳性，则提示新型隐球菌的感染有播散可能，但此试验偶有假阳性结果。从患者的脑脊液、痰、支气管灌洗液、血、胸水、肺穿刺活检等标本中是否培养出新型隐球菌为诊断金标准。

多于肺隐球菌感染的轻中度患者建议选用静脉滴注氟康唑，首日剂量400 mg，之后剂量200 mg/d，其可有效地进入脑脊液。对临床症状较轻而有隐球菌感染证据的患者可以采用口服氟康唑或伊曲康唑，因伊曲康唑在脑脊液内浓度较低，一般作为维持治疗400 mg/d，用药1~47个月（平均12个月）。重症感染或合并中枢感染的患者可使用两性霉素B，单用两性霉素B时从小剂量开始0.1~0.25 mg/（kg·d），逐渐增加至1/（kg·d），加入5%葡萄糖液中，静脉滴注时间不少于6~8 h，一个疗程总剂量为1~2 g。艾滋病患者在治疗中多采用积极的抗真菌治疗，选择两性霉素B和氟胞嘧啶（5-氟胞嘧啶）的联合应用。两性霉素B：0.3/（kg·d），氟胞嘧啶（5-氟胞嘧啶）100/（kg·d）（分4次口服），平均4~6周即可见到临床效果。治疗期间应密切监测两性霉素B的肝肾毒性及可能引发的血管炎，氟胞嘧啶（5-氟胞嘧啶）引起的骨髓抑制和腹泻造成的电解质紊乱，对出现不良反应的患者应减少药物剂量。用药时间长短取决于隐球菌培养及血清荚膜多糖抗原的阴转情况。单一肺部结节病灶的隐球菌感染，是否行外科手术切除目前还存争议。

🔲 专家点评

隐球菌感染属于真菌感染范畴，多发于免疫力低下的患者，如艾滋病、放化疗、长期应用大量激素、免疫抑制剂的患者，本例患者特殊之处在于，该患者无特殊接触史且无免疫功能低下等疾病，初起症状轻微，影像学表现较重，表现为双肺多发肺结节影，临床

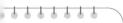

除需考虑肺部肿瘤肺内转移或转移性肿瘤外，亦要考虑到真菌性疾病。针对此类患者，气管镜检查及肺组织病理学检查对于排除恶性病变及协助诊断具有重要意义。乳胶凝集试验可检测新型隐球菌抗原，灵敏度为 0.80，合并特异度为 0.99，是目前最为常用的检测手段。根据 2010 年美国感染病学会更新隐球菌病处理临床实践指南，对于非免疫抑制轻中症肺部隐球菌感染患者，给予氟康唑 400 mg/d，口服，治疗 6～12 个月，血清学隐球菌抗原效价持续阳性并非是继续治疗的标准。该患者即采取了上述方案，隐球菌肺炎的治疗需要使用大剂量长疗程的抗真菌药物，其抗真菌疗程应持续到肺内病灶吸收为止。

参考文献

1.《中国真菌学杂志》编辑委员会. 隐球菌感染诊治专家共识 [J]. 中国真菌学杂志，2010，5（2）：65-68，86.

2. 吕群. 乳胶凝集试验对肺隐球菌病诊断价值的 Meta 分析 [J]. 中华全科医学，2017，15（3）：521-523.

3. 周颖杰，李光辉. 隐球菌病处理临床实践指南：2010 年美国感染病学会更新 [J]. 中国感染与化疗杂志，2010，10（3）：161-166.

笔记

病例 14
变应性支气管肺曲霉病

患者，女性，62岁。主因"反复咳嗽、咳痰伴气喘2个月，再发1天"入院。

现病史：患者2个月前受凉后出现咳嗽、咳痰，少量白色黏痰，不易咳出，伴咽部不适，体温正常，口服头孢类抗生素及化痰药物3天，症状减轻，此后间断有咳嗽、气短，1天前患者症状再发，咳嗽、咳痰明显，夜间为著，活动耐量下降，步行100米即感气喘明显，夜间可平卧，无夜间阵发性呼吸困难，无胸痛、咯血等，无发热，于我院急诊科就诊，静脉滴注甲强龙、拜复乐等药物，症状有所缓解，为进一步诊治入院。

既往史：慢性鼻炎病史6年，非霍奇金淋巴瘤病史3年，未化

125

疗，长期口服中药治疗，1 个月前复查腹膜后淋巴结较前增大。否认高血压、冠心病、糖尿病等病史。无药物过敏史，无烟酒嗜好。

[体格检查]

体温 36.5 ℃，脉搏 90 次/分，呼吸 20 次/分，血压 130/65 mmHg。颌下可扪及多个肿大淋巴结，咽部无充血，双肺呼吸音粗，双肺可闻及广泛 velcro 啰音，偶于深吸气末闻及哮鸣音。心率 90 次/分，律齐，心音有力，各瓣膜听诊区未闻及病理性杂音，腹（-），双下肢无水肿，双侧 Babinski 征（-）。

[辅助检查]

血常规、尿常规、尿微量白蛋白、血沉、血凝、糖化血红蛋白均正常，肿瘤标志物：CA125 126.1 U/mL↑，CA199 55.97 U/mL↑。血生化：TC 5.54 mmol/L↑，LDL - C 3.43 mmol/L↑，存在高脂血症，总蛋白、白蛋白、电解质、肝肾功能正常。血气分析：pH 7.40，PO_2 82.0 mmHg↓，PCO_2 30.0 mmHg，轻度低氧血症。入院前血 IgE 示升高，过敏源试验示粉尘螨、户尘螨过敏（++）。类风湿因子示正常，呼吸道病毒全套阴性，ENA 七项：抗角蛋白抗体（+），抗核抗体阳性，余正常。痰找隐球菌、真菌、结核菌均为阴性，痰结核菌、真菌孢子、非结核分枝杆菌、痰抗酸染色、痰六胺银染色、结核分枝杆菌、非结核分枝杆菌、墨汁染色、弱抗酸染色均阴性。华大痰液基因检查：真菌、病毒、寄生虫、分枝杆菌、支原体衣原体均阴性，痰中可见革兰氏阳性链球菌。G 试验阴性。肺功能示混合性通气功能障碍，以阻塞为主，肺舒张试验阴性。FeNO 34 pg/mL↑，轻度升高。超声心动：心脏结构及功能正常，无肺动脉压升高。肺部 CT：右肺中叶、左肺上叶渗出吸收好转，双下肺可见轻微中心型支气管扩张。双下肢血管彩超未见异常。

笔记

[入院诊断]

　　①咳嗽、咳痰伴气喘待查；②双肺支气管炎；③非霍奇金淋巴瘤；④慢性鼻炎。

[诊疗过程]

　　入院后给予拜复乐、沐舒坦静脉滴注抗感染、化痰，胸腺喷丁肌内注射增强免疫力，多索茶碱平喘。治疗7天后，患者临床症状无改善，肺内velcro啰音无减少，停抗生素，继续进行平喘等治疗，同时给予顺尔宁、氯雷他定抗过敏。结合气喘表现等，不除外过敏性支气管哮喘，给予试验性治疗，入院第10天开始给予地塞米松5 mg，每日2次，静脉推注；3天后，口服醋酸泼尼松5 mg，每日2次，共7天；激素治疗期间同时给予强化补钙，防止骨质疏松症。患者活动耐量较前增多，6分钟步行试验距离>450 m，但肺内velcro啰音无减少。口服激素停药后序惯给予信必可都保吸入，每日2次，每次2吸，解痉平喘。GM试验示阳性后，根据患者整体病情，考虑变应性支气管肺曲霉病，给予伏立康唑口服（200 mg，Q12 h）抗曲霉菌治疗，吸入激素＋长效β2-受体激动剂、抗过敏治疗不变。

[确定诊断]

　　①变应性支气管肺曲霉病；②非霍奇金淋巴瘤；③高脂血症；④双下肺支气管扩张合并感染；⑤慢性鼻炎。

[治疗后转归]

　　经抗曲霉菌治疗1个月后患者气喘症状明显改善，肺内velcro啰音明显减少，由于患者非霍奇金淋巴瘤复发，外院行化疗治疗，同时口服中药调理，目前病情稳定，无咳嗽、咳痰，无明显喘憋，活动耐量轻度下降，复查肺功能轻度阻塞型通气功能障碍，较前好转。

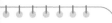

病例讨论

患者为老年女性，既往有非霍奇金淋巴瘤、慢性鼻炎病史，无哮喘史，非敏感体质。发病前曾有潮湿地区旅游史。受凉后反复咳嗽、咳痰伴气喘，活动耐量进行性下降近 2 个月余，抗生素治疗无效，单激素治疗效果不佳。肺内阳性体征：广泛性 velcro 啰音，伴少许哮鸣音；阳性检查：血清 IgE 升高；血气分析：轻度低氧血症；GM 试验：阳性；肺功能：混合性通气功能障碍，以阻塞为主；肺部 CT：双下肺可见中心型支气管扩张。

过敏性支气管肺曲霉菌病（allergic bronchopulmonary aspergillosis，ABPA）是免疫系统对曲霉菌抗原特别是烟曲霉的过敏反应所导致的疾病。曲霉菌无处不在，耐热，并常年存在，以腐物寄生的形式广泛存在于自然环境中，易在空气、水、腐烂植物、低矮潮湿环境、寝具和一些食物中存在，吸入高浓度曲霉孢子是本病的主要致病途径。患者多有曲霉菌孢子、阴暗、潮湿和通风不良环境接触史，且存在发病的高危因素，包括严重粒细胞缺乏、免疫功能低下、移植、糖尿病、肾脏衰竭、慢性阻塞性肺病、血透、长期激素治疗等。

ABPA 患者主要症状有咳嗽、喘息、胸闷、咳痰，甚至咯血、胸痛。因常以哮喘症状就诊，从而易误诊为哮喘。喘息症状是诊断 ABPA 非常重要的标准，但许多患者入院时并没有相关症状，临床体格检查甚至是阴性的。这类患者行肺功能＋激发试验多数会有阳性发现，因此我们认为咳嗽伴有胸闷的患者，肺部 CT 表现与患者通气症状不相符，或者肺功能＋激发试验考虑有阻塞性通气障碍和气道高反应性者均可以认为有气道的过敏性反应。ABPA 肺部 CT

笔记

有一些较为特征性的改变，表现为双肺的囊状支气管扩张，其原因为黏液栓阻塞。但 CT 检查支气管扩张有一定假阴性结果，尤其对于发病相对初期的患者，其远端节段性肺不张和黏液栓提示有黏稠气道分泌物，有支气管扩张的病理基础，若不加以治疗有可能发展为支气管扩张。ABPA 患者纤支镜病理活检无特异性，通常提示为慢性炎症改变，淋巴细胞及嗜酸性粒细胞增多。经纤支镜呼吸道吸出物培养找曲霉阳性对于诊断曲霉菌感染有非常重要的意义。对于有创的纤支镜检查部分患者不能耐受或不接受，故 GM 试验成了另一项重要的检查手段。GM 试验是检测半乳甘露聚糖抗原的试验，半乳甘露聚糖是曲霉细胞壁的一种成分，GM 从薄弱的菌丝顶端释放，曲霉感染的患者血液内存在 GM，因此主要用于曲霉菌感染的早期诊断，GM 释放量与菌量成正比，可以反映感染程度。

　　ABPA 的治疗主要集中在对哮喘等症状的控制方面和对曲霉菌的清除上，两种治疗相辅相成，达到治疗的最佳效果。ABPA 治疗主要目的是保护气道和肺组织的正常结构及功能。治疗原则为早期诊断与治疗发作期 ABPA，防止支气管扩张的发生，治疗哮喘。在应用激素缓解支气管痉挛的同时给予抗真菌药治疗，如口服伏立康唑 200 mg，2 次/日，连续服用最少 3 ~ 4 个月。对 ABPA 患者如不加干预，病情可迁延加重，导致肺纤维化，通气功能出现障碍，最终呼吸衰竭死亡。

专家点评

　　本例患者有淋巴瘤病史，免疫功能低下，有潮湿地区旅游史，这些为本病的高危因素。该例患者气短的临床表现重，肺部体征相对轻或与过敏性哮喘的体征不匹配，IgE 升高，肺功能以阻塞型通

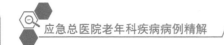

气功能障碍为主，肺 CT 可见中心型支气管扩张，应用常规抗生素药物治疗及常规的哮喘对症治疗疗效不佳。根据高危因素、发病前有潮湿环境接触史、临床表现、体格检查、常规治疗效果差等，应考虑少见病，如结核、非结核的分枝杆菌及霉菌感染可能。G 试验、GM 试验及在支气管灌洗液中查找曲霉菌是协助诊断的重要方法。该患者拒绝行气管镜检查，故未留取气管黏膜进行活检及灌洗液检查。GM 试验结果为阳性，抗曲霉菌及哮喘对症治疗有效是支持 ABPA 诊断的重要依据。

参考文献

1. CHEN T H, HOLLINGSWORTH H. Images in clinical medicine. Allergic bronchopulmonary aspergillosis [J]. N Engl J Med, 2008, 359 (6): e7.

2. 中华医学会呼吸病学分会哮喘学组. 变应性支气管肺曲霉病诊治专家共识 [J]. 中华医学杂志, 2017, 97 (34): 2650 – 2656.

笔记

病例 15
老年人多重用药引起肝功能急性衰竭

患者，男，84 岁。主因"反复发作腰痛 2 个月，加重伴黄疸 3 天"入院。患者入院前 2 个月因腰痛就诊于某院骨科，诊断为"腰椎间盘突出症"，给予氯唑沙宗片、草乌甲素片及藤黄健骨片对症治疗，头孢呋辛抗炎，前列地尔、β－七叶皂甙、舒血宁改善循环。服用 1 个月后腰痛稍有缓解，但出现食欲减退、全身乏力等症状，再次就诊于骨科，继续给予上述口服药物。入院前 3 天患者全身乏力加重，尿色深黄，就诊于我科。

既往史：高血压 3 级病史 40 年，口服氯沙坦钾 100 mg，每日 1 次；氨氯地平片 5 mg，每日 1 次；强力定眩片 5 片，每日 3 次；血压控制在 140 ~ 150/80 ~ 90 mmHg。高血压肾病史 5 年，服用金水宝胶囊 6 粒，每日 3 次。冠心病病史 20 年，口服单硝酸异山梨酯片 20 mg，每日 2 次；拜阿司匹林 100 mg，每日 1 次；氯吡格雷 75 mg，每日 1 次；银杏叶片 2 片，每日 3 次。下肢动脉硬化闭塞症病史 10 年，口服脉管复康胶囊 3 粒，每日 3 次。高脂血症病史 14 年，口服阿托伐他汀 20 mg，每日 1 次。无酗酒嗜好。

[体格检查]

神清语利，皮肤、巩膜轻度黄染，全身浅表淋巴结未触及肿大，双肺呼吸音清，未闻及干、湿性啰音，心率 64 次/分，律齐，心尖部可闻及 3/6 级收缩期杂音，无传导。腹软，全腹无压痛、反跳痛，肝脾肋下未触及。双下肢轻度水肿。神经系统检查无特殊。

[辅助检查]

心电图：窦性心律，不完全性右束支传导阻滞。肝功能：谷丙转氨酶 976 U/L↑，谷草转氨酶 1088 U/L↑，r - 谷氨酰转肽酶 1432 U/L↑，总胆红素 166 μmol/L↑、直接胆红素 108.6 μmol/L↑、碱性磷酸酶 122 U/L 正常。尿常规：尿胆原（+++）↑。

[入院诊断]

①药物性肝病（急性，混合型）；②冠状动脉粥样硬化性心脏病，不稳定性心绞痛，心功能Ⅱ级（NYHA 分级）；③高血压 3 级（很高危），高血压肾病（Ⅳ期）；④下肢动脉硬化闭塞症；⑤高脂血症。

[诊疗过程]

完善辅助检查以行鉴别诊断，自身免疫性肝病相关抗体、甲肝抗体、乙肝五项、丙肝抗体未见异常。停用阿托伐他汀、抗生素、改善循环药物及非甾体类抗炎药，给予多烯磷脂酰胆碱、还原性谷胱甘肽治疗。5 天后复查肝功能：谷丙转氨酶 567 U/L，谷草转氨酶 763 U/L，r–谷氨酰转肽酶 932 U/L。经测骨密度诊断为"重度骨质疏松症"，请骨科会诊及临床药师评估后，给予骨瓜提取物、鲑鱼降钙素治疗后腰痛有所减轻。10 天后复查肝功能：谷丙转氨酶 322 U/L，谷草转氨酶 231 U/L，r–谷氨酰转肽酶 437 U/L。21 天后复查肝功能：谷丙转氨酶 28 U/L，谷草转氨酶 36 U/L，r–谷氨酰转肽酶 67 U/L。尿常规：尿胆原（﹣）。

[随访]

3 个月后于门诊复查肝功能，谷丙转氨酶 26 U/L，谷草转氨酶 32 U/L，r–谷氨酰转肽酶 60 U/L。尿常规：尿胆原（﹣）。停用护肝药物。口服硫酸氯吡格雷、氯沙坦钾、普伐他汀、雷贝拉唑、单硝酸异山梨酯片。对腰椎疼痛采用物理疗法加外用对症药物，未再服用非甾体类抗炎药。

病例讨论

老年人常患有多种慢性疾病，需要同时服用多种药物。多重用药通常指：每天用药≥5 种，使用了比临床需要的剂量更多的药物，治疗方案中包括一种以上非必需药物，易引起药物性肝肾损伤。该患者因关节疼大量服用非甾体类解热镇痛药，出现急性肝损伤。药物性肝病是指由各类处方或非处方的化学药物、生物制剂、传统中药、天然药、保健品、膳食补充剂及其代谢产物和辅料等所诱发的肝损伤。基于发病机制可分为固有型及特异质型。由发病 6 个月来界定分为急性和慢性。

根据 2017 年 5 月中华老年医学会发表的《老年综合评估技术应用中国专家共识》，对于老年人合理用药，建议遵循以下六大原

笔记

则：①受益原则：先有明确用药指征，用药的受益/风险比值 >1，同时选择疗效确切而毒不良反应小的药物。②5 种药物原则：联合用药品种越多，药品不良反应（adverse drug reaction，ADR）发生的可能性越高，用药品种要少，最好 5 种以下，治疗时分轻重缓急。遵循 5 种药物原则时应注意了解药物的局限性，抓主要矛盾，选主要药物治疗，选用具有兼顾治疗作用的药物，重视非药物治疗，减少和控制服用补药。③小剂量原则：老年人用药量在中国药典规定为成人量的 3/4，一般开始用成人量的 1/4 ~ 1/3，然后根据临床反应调整剂量，直至疗效满意而无 ADR 为止；剂量要准确适宜，老年人用药要遵循从小剂量开始逐渐达到适宜于个体的最佳剂量；最低有效量，才是老年人的最佳用药剂量；老年人用药剂量的确定要遵守剂量个体化原则。④择时原则：选择最佳时间服药。择时用药可提高疗效并减少毒不良反应；根据疾病的发作、药代动力和药效学的昼夜节律变化来确定最佳用药时间。⑤暂停用药原则：老年人用药应密切观察，一旦出现新的症状，应考虑为药物的不良反应或是病情的加重，前者应停药，后者应加药；停药受益多于加药受益；暂停用药是现代老年病学中最简单有效的干预措施之一。⑥及时停药原则。

对于该患者的用药，分析如下：①拜阿司匹林：可见一过性肝酶升高，肝功能损伤与剂量大小有关（血药浓度达 250 μg/mL 时易发生），损伤是可逆性的，停药后可恢复。②阿托伐他汀：该药肝功能异常是常见的不良反应，可出现血清氨基转移酶水平升高。禁用于肝病或不明原因的血清转氨酶浓度持续升高的患者，如果血清转氨酶浓度显著或持续升高，应该停药。③氯唑沙宗片：该药说明书中药物相互作用中指出，肝肾功能损伤者慎用。与酚噻嗪类、巴比妥酸类衍生物等中枢抑制剂及单胺氧化酶抑制剂合用时，应减少本品用量。④洛芬待因片：该药说明书中无明确的肝功能损伤的报道。⑤硫酸氯吡格雷片：该药主要由肝脏代谢，不良反应中未提及肝功能损伤，且暂无相关报道。国外有产生肝毒性的报道。⑥前列地尔注射液：说明书中报道，肝脏偶见 GOT、GPT 上升等肝功能异常。⑦头孢呋辛钠：该药是第 2 代头孢菌素类抗菌药物，大多数革兰阳性菌、阴性菌均对其敏感，临床广泛用于敏感菌引起的感染性疾病。其主要的不良反应为过敏、皮肤及其附件损伤、消化系统损伤，肝功能损伤较少见。⑧银杏叶片、脉管复康胶囊、强力定眩片、百令胶囊，这些中药的说明书中虽未提及对肝功能的损伤，但药物成分复杂，药物之间相互作用不可预期。入院后及出院时除保留必需的且对肝功能影响小的治疗药物，停用所有辅助用药及中成药。

全面采集信息后，临床医生进行了综合的用药评估。根据《老年综合征管理指南》建议标准，评估结果为：此患者肝功能损伤加重可能是使用多种药物、药物之间的相互作用引起肝功能损伤所致。入院后停用可疑药物，给予还原型谷胱甘肽、多烯磷脂酰胆碱等保肝药治疗后，肝功能逐步改善。建议临床用药时，严格按照说明书用法用量给药，使用过程中注意观察患者体征，发现不良反应后及时对症处理。

专家点评

该患者存在多种疾病、多重用药，其中中成药的辅助用药就有7 种，入院后全部停用。仅保留有明确疗效的降压药物和抗动脉硬化药物。根据肝功能指标即谷丙转氨酶（ALT）、碱性磷酸酶（ALP）及黄疸、瘙痒等表现，该患者被诊断为药物性肝病（急性，混合型）。对该病进行治疗应先停止和防止再使用导致肝损伤的药物，早期清除和排泄体内药物，尽可能地避免使用药理作用或化学结构

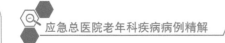
相同或相似的药物。治疗以对症为主，如还原型谷胱甘肽可清除自由基、抑制胞膜脂质过氧化作用。甘草类还能降低血清转氨酶水平。多烯磷脂酰胆碱可修复、稳定、保护生物膜。经过以上诊断与治疗，患者肝功能恢复正常，随诊未见病情反复。

老年人由于存在多种疾病，多重用药的比例高，由于就诊于多个科室甚至多家医院，缺乏药物的整合管理，存在重复用药或不安全用药的情况。在老年科临床经常可见药物不良反应导致的就诊。当老年人出现新的症状时，应首先排查目前的疾病及使用的药物，考虑是否有药物引起的相关症状。如新出现下肢水肿时，不要着急加用利尿剂，而应筛查服用的药物是否有水肿的不良反应（降压药中的钙离子拮抗剂）；出现肝功能异常时，要筛查有无药物造成的肝损害，及时停用相关药物；感染患者出现精神症状时，要考虑有无抗生素引起的不良反应，如莫西沙星，停药后即可好转；选择药物时要注意药代动力学方面有无配伍禁忌，如使用氯吡格雷时，不要同时服用奥美拉唑等。老年人多重用药时要遵循受益原则、及时停药原则，辅助用药尽量不用或少用，症状好转后辅助药物尽快停药。目前国内老年医学学科发展迅速，包含临床药师等相关医生加入的老年多学科合作模式的建立，可以对此类患者进行整合管理，是多病共存多重用药老年患者的福音。

参考文献

1. 王艳飞, 任越, 赵文萍, 等. 低剂量阿托伐他汀钙致严重肝损害 1 例 [J]. 医学研究与教育, 2012, 29 (1)：111 – 112.

2. 任秀华, 刘宇, 丁楠, 等. 107 例头孢呋辛不良反应报告中不合理用药因素分析 [J]. 药物流行病学杂志, 2013, 22 (3)：123 – 125.

3. 中国老年保健医学研究会老年内分泌与代谢病分会, 中国毒理学会临床毒理专业委员会. 老年人多重用药安全管理专家共识 [J]. 中国糖尿病杂志, 2018, 26 (9)：705 – 717.

病例 16
老年不典型肝脓肿
合并结肠癌

病例介绍

患者，男，79 岁。主因"间断咳嗽、咳痰伴发热 10 天"入院。

现病史：患者前 10 天受凉后出现间断咳嗽、咳痰，起初为黄痰，后为白痰，伴发热、发冷，未监测体温，伴乏力、食欲缺乏，无寒战、咯血、胸闷、憋气、喘息、呼吸困难、腹痛、腹泻、黏液脓血便、意识障碍、精神行为异常等症状，自服"感冒药物"（具体不详）治疗，症状持续，未缓解，遂就诊于我院急诊。行血常规示：白细胞 $13.3 \times 10^9/L$，中性粒细胞百分比 83.5%。急诊体温最高为 38.5 ℃，考虑"肺部感染"可能，为进一步诊疗收入我科。

既往史：高血压；2 型糖尿病；长期大量吸烟史，现已戒烟。

笔记

[体格检查]

双肺呼吸音粗，双肺少量湿性啰音，未闻及胸膜摩擦音，心脏体格检查无异常。腹部体格检查：腹部平软，无腹壁静脉曲张，无胃肠型、蠕动波，腹软，无压痛、反跳痛，肝、脾肋下未触及，未触及腹部包块，移动性浊音（ - ），肾区无叩痛，肠鸣音 4 次/分，余体格检查未见明显异常。

[辅助检查]

化验检查：ESR 83 mm/h↑，HbA1c 8.2%↑，GLU 6.53 mmol/L↑，ALT 32.2 g/L，CRP 195.8 mg/L↑，WBC 9.1×10^9/L，中性粒细胞百分比 77.6%↑。肿瘤标志物：CEA 19.31 ng/mL↑。胸部 CT：双肺磨玻璃影，双肺炎；肝左叶占位。腹部超声：肝多发囊肿，肝左叶不均质团块；胆囊壁欠光滑，胆总管上段略宽。腹部 CT 平扫 +增强（图 16 - 1）：肝左叶占位，肝脓肿可能性大；肝内多发囊肿；

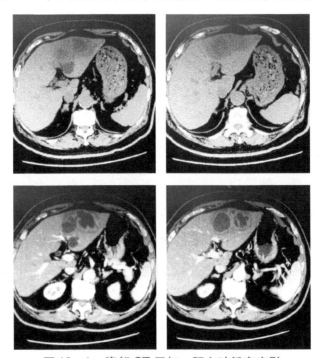

图 16 - 1　腹部 CT 平扫：肝左叶低密度影

胆囊结石。

　　腹部增强 CT：肝左叶病灶壁有强化。

　　胃镜：反流性食管炎，慢性浅表性胃炎伴糜烂，胃多发小息肉，胃窦结节样隆起，十二指肠球炎，十二指肠降部憩室，HP 阴性。肠镜：结肠占位性病变，痔疮。病理："降结肠"高－中分化腺癌伴真菌和细菌。

🔬 病例讨论

　　（1）诊断思路

　　根据患者主诉、体格检查、化验结果、胸部 CT 表现，明确诊断为肺部感染，但本患者胸部 CT 平扫示肝左叶占位，故进一步行腹部超声及腹部 CT 检查，考虑有肝脓肿的可能，普外科医生会诊建议行穿刺引流，同时明确肝占位的性质。因患者拒绝穿刺检查，遂应用对肠杆菌和厌氧菌敏感的头孢哌酮舒巴坦进行抗感染治疗。1 个月后，复查腹部 CT 示肝左叶脓肿较前有所缩小，从而进一步印证肝脓肿的诊断。此外患者肿瘤标志物 CEA 升高，询问患者无消瘦、大便形状改变、腹痛等主诉，患者拒绝行胃肠镜检查，在医生的坚持建议下完善了胃肠镜检查，发现了降结肠腺癌。患者此后行 PET－CT 检查，降结肠处为原发病灶，行降结肠局部肿瘤切除术及腹腔淋巴结清扫，术后复查肝脓肿已完全吸收。综上所述，明确诊断为：肝脓肿、肺部感染、结肠癌。

　　细菌性肝脓肿（bacterial liver abscess，BLA）是肝脏较为常见的感染性疾病。20 世纪 50 年代以前，其发病多为化脓性阑尾炎通过门静脉炎所导致，常见的病原菌多为大肠埃希菌、厌氧菌、金黄色葡萄球菌。由于不能得到及时的诊断或没有应用有效抗菌药物和其他辅助治疗措施，其病死率高达80%以上。近年来，由于CT、B超等检查手段的多样化及检查水平的提高，同时广谱抗菌药物的日益更新及经皮肝穿刺引流等微创技术得到应用，其发病原因、常见致病菌、预后等发生了变化，病死率下降至10%~25%。

（2）病因分析

细菌性肝脓肿感染来源：①胆道：为细菌性肝脓肿的主要原因；②门静脉：腹腔内、胃肠道的感染通过门静脉进入肝脏；③肝动脉：全身性或其他部位化脓性疾病菌栓通过肝动脉进入肝脏；④邻近组织器官化脓性炎症的直接蔓延；⑤创伤、异物等所引起者；⑥来源不明者。该患者入院后无高热、肝区钝痛、黄疸，体格检查亦无肝区压痛、腹水，肝脓肿症状不典型，曾高度疑诊肝转移瘤，但患者之后复查肝左叶占位完全吸收，据此考虑诊断还是肝脓肿，病因可能由结肠病灶感染入肝可能性大，对于肝脓肿的患者，如没有找到明确病因，建议完善胃肠镜检查，避免胃肠道疾病来源的漏诊。

（3）细菌性肝脓肿的治疗

由于此患者拒绝行肝穿刺引流检查，无法明确具体细菌分型，故根据常见致病菌选择的抗生素，治疗的同时监测肝占位大小，明确是否有效。

非手术治疗：①全身性支持疗法，积极补液，纠正水、电解质紊乱，有重度贫血、凝血功能障碍的可给予大量B族维生素、维生素C、维生素K，反复多次输入少量新鲜血液和血浆，纠正低蛋白血症，改善肝功能，增强机体抵抗力；②早期、足量、联合应用敏感抗菌药物，选用需氧菌和厌氧菌均有效的抗生素，待细菌培养报告后，根据药物敏感试验结果进行调整，通常要求静脉滴注应用抗生素14天，而后酌情改用口服；③中药治疗，治疗原则为泻火解

笔记

毒，托里透脓。

手术治疗，适用于较大脓肿，估计有破溃可能，或已破溃至胸腔或腹腔；胆源性肝脓肿；位于肝左外叶脓肿，穿刺易污染腹腔；慢性肝脓肿。方法有：①切开引流。经腹腔切开引流术，这种方法可达到充分而又有效地引流，适用于多数患者；腹膜外脓肿切开引流术，主要适用于肝右叶后侧脓肿且具有以下特点者：内科保守治疗效果欠佳，持续高热，肝区疼痛等症状不能缓解；影像学检查证实肝内局部脓肿病灶液化，脓肿形成囊壁；脓肿病灶较大，液化坏死较难吸收，一般直径大于2.5 cm。②肝叶切除术。适用于慢性厚壁脓肿，脓腔难以塌陷者；肝脓肿切开引流术后，留有无效腔和窦道长期不愈、流脓不断者；合并某肝段胆管结石，肝萎缩失去正常生理功能者；肝左外叶内多发脓肿致肝组织严重破坏者。

穿刺手术引流，适用于：①内科保守治疗效果欠佳，持续高热，肝区疼痛等症状不能缓解；②影像学检查证实肝内局部脓肿病灶液化，脓肿形成囊壁；③脓肿病灶较大，液化坏死较难吸收，一般直径大于2.5 cm。B超引导下经皮肝穿刺抽脓或脓肿置管引流术及腹腔镜直视下脓肿切开置管引流。

专家点评

此例患者既往有糖尿病病史，身体状态良好。发热后亦未表现明显的腹部肝区不适的症状，如果未发现肝脓肿，仅针对肺部感染治疗，早期停用抗生素可能影响患者的临床预后，提示老年人发热不应仅想到常见病。发现肝脓肿后，医生积极动员患者进一步查找病因是发现患者结肠癌的重要原因。病因筛查中重要的一项检查即是胃肠镜检查，一方面肠道肿瘤容易发生肝转移；另一方面帮助明确感染病灶的来源。此例患者的肝区占位性病变在合并结肠癌时，应尽早于占位区穿刺，协助明确病变性质及获取病原菌的特点和药敏结果，对于尽快制定患者进一步的治疗方案非常重要。肝脓肿抗生素的选择需要联合、足剂量、足疗程，药物治疗无效时应及时联合手术治疗。

参考文献

1. ALTON OCHSNER, MICHAEL DEBAKEY, SAMUEL MURRAY. Pyogenic abscess of the liver：Ⅱ. An analysis of forty － seven cases with review of the literature ［J］. American Journal of Surgery, 1938, 40（1）：292 － 319.

2. CERWENKA H. Pyogenic liver abscess：differences in etiology and treatment in Southeast Asia and Central Europe ［J］. World J Gastroenterol, 2010, 16（20）：2458 － 2462.

3. FARGES O, LEESE T, BISMUTH H. Pyogenic liver abscess：an improvement in prognosis ［J］. Br J Surg, 1988, 75（9）：862 － 865.

4. CHEN S C, HUANG C C, TSAI S J, et al. Severity of disease as main predictor for mortality in patients with pyogenic liver abscess ［J］. Am J Surg, 2009, 198（2）：164 － 172.

5. LOK K H, LLIKF, LI K K, et al. Pyogenic liver abscess：clinical profile, microbiological characteristics, and management in a Hong Kong hospital ［J］. J Microbiol Immunol Infect, 2008, 41（6）：483 － 490.

6. HENEGHAN H M, HEALY N A, MARTIN S T, et al. Modern management of pyogenic hepatic abscess：a case series and review of the literature ［J］. BMC Res Notes, 2011, 4：80.

病例 17
老年带状疱疹合并
肠梗阻腹痛

病例介绍

患者，女，84岁。主因"间断腹痛4天"于2018年7月16日入院。患者2018年7月12日21:00无诱因出现腹痛，为脐部左侧阵发性搏动性疼痛，伴轻度恶心及腹胀，无其他症状。次日就诊于外院急诊，血尿常规、立位腹平片未见明显异常，卧位腹平片见腹部肠管积气。嘱回家热敷并观察病情变化，返回家中后仍阵发性腹痛，有少量干燥大便排出并有排气。7月14日就诊外院给予乳果糖、吉法酯口服及开塞露灌肠治疗，用药后共排3次干燥大便并有排气，但腹痛仍间断发作。7月15日就诊外院查便常规及潜血未见明显异常。患者腹痛未缓解，为进一步诊疗收入我科。

既往史：高血压病、2型糖尿病、冠心病、稳定性心绞痛、高

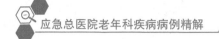
脂血症、动脉硬化、陈旧性腔隙性脑梗死、胃食管反流病病史多年。1个月前肺炎史。子宫及附件切除术、双眼白内障术后病史。无便秘史。

[体格检查]

体温36.5 ℃、脉搏80次/分、呼吸19次/分、血压155/90 mmHg。神清语利，一般体格检查、心肺体格检查无异常。腹部平坦，无腹壁静脉曲张，未见肠形及蠕动波。全腹柔软，无压痛，无肌紧张及反跳痛，全腹未触及包块，肝脾肋下未触及，墨菲氏征(－)，腹部叩诊呈鼓音，移动性浊音阴性，双侧肾区无叩击痛，肠鸣音正常，双下肢无水肿。

[辅助检查]

血常规、凝血、D－二聚体、BNP、心梗三项、CRP、白介素－6、降钙素原、血淀粉酶及脂肪酶、尿常规未见明显异常。血沉29.0 mm/h↑。生化：血尿酸463.3 μmol/L↑、血总胆固醇6.27 mmol/L↑、三酰甘油2.70 mmol/L↑、低密度脂蛋白胆固醇3.77 mmol/L↑。肿瘤标志物：CA19－9 37.3 U/mL↑、血清骨胶素CYFRA21－1 4.22 ng/mL↑、CA72－4 10.1 U/mL↑。便潜血阳性。心电图：窦性心律、心电轴左偏。腹膜后CT：双肾多发囊肿可能，右肾上极小结石可能性大；左侧输尿管多发小结石可能性大。腹主动脉及分支超声：多发斑块形成。

[入院诊断]

①腹痛原因待查：肠梗阻？消化道占位性病变？泌尿系结石？②高血压3级，很高危；③2型糖尿病；④冠状动脉粥样硬化性心脏病；⑤陈旧性腔隙性脑梗死。

[诊疗过程]

患者入院后仍有腹痛发作，位于脐左侧及左侧肋缘下，呈胀痛，有排气但无排大便。综合上述病情特点暂行如下分析及给予治疗措施：①患者高龄且既往有盆腔手术史，入院前出现左侧腹痛伴腹胀、大便干燥，虽然体格检查未见胃肠型及蠕动波，但腹膜后CT仍提示结肠内存在大量粪便堆积影像（图17-1），考虑腹痛可能为粪便堵塞所致的不完全性肠梗阻。故给予患者禁食水、补液、口服液状石蜡及乳果糖、甘油灌肠剂灌肠。②患者虽然体格检查肾区无叩击痛、尿常规无红细胞，但结合腹膜后CT影像（图17-2）考虑其腹痛可能与输尿管结石有关，给予金钱草颗粒治疗。经过上述治疗后患者腹部症状略有减轻。

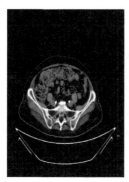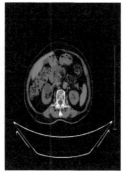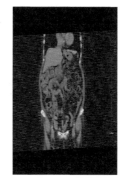

图17-1　腹膜后CT平扫可见结肠内存在大量低密度影，内混合散在的气体影，考虑为松散的大便形成的影像学表现

病情变化：7月18日患者仍感左侧腹部明显疼痛，有排气但无排大便。腹部体格检查未见肠形及蠕动波，脐部左侧皮肤出现红色散在皮疹，高于皮面、触之有痛感，全腹柔软，无肌紧张及反跳痛，肝脾肋下未触及，墨菲氏征（-），腹部叩诊呈鼓音，移动性浊音阴性，肠鸣音略活跃。请皮肤科会诊后诊断为"带状疱疹、荨麻疹"，给予泛昔洛韦、普瑞巴林、甲泼尼龙、氯雷他定口服，及腺

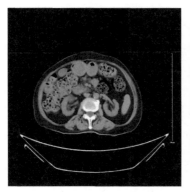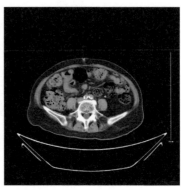

图 17 -2 腹膜后 CT 平扫可见左侧输尿管内多发高密度影，
考虑输尿管结石

苷钴胺、维生素 B$_1$ 肌内注射治疗。复查腹平片可见右侧中腹部及左侧下腹部呈阶梯状气液平面，考虑存在肠梗阻表现，继续给予禁食水、补液、口服液状石蜡及乳果糖、甘油灌肠剂灌肠等治疗。

在给予上述综合性治疗后的 5 日内患者可排出大便（约 100 mL/d），左侧腹痛逐渐减轻，但左腹部皮肤皮疹经历了逐渐增多随后减少的过程。随皮疹好转患者病情改善于 7 月 23 日出院。

病例讨论

本例为老年性腹痛相关的病例。根据病程属于急性腹痛范畴。对于急性腹痛的患者，其全面的病史采集、体格检查及相关的实验室、影像学辅助检查是重要且必要的。①问诊时，先要关注年龄、性别、职业，中老年人多见病因为胆囊炎、胆石症、恶性肿瘤、心血管疾病；生育期女性应注意是否有宫外孕、卵巢囊肿扭转的可能。还要注意腹痛是否有饮食、消化道手术等诱因，以及腹痛的部位、性质、与进食体位活动排便的关系、放射痛及伴随症状等情况。②体格检查时，应关注患者的生命体征、面容，以及是否存在贫血及黄疸征象。根据患者具体情况还应重点检查心、肺、妇科等情况，以及腹部全面而细致的体格检查。③视诊，应重点观察外形，如腹部膨隆、不对称性腹胀，以及腹式呼吸情况，机械性肠梗阻可见胃肠型及蠕动波，肠扭转时腹胀多不对称，而麻痹性肠梗阻的腹胀均匀。④触诊，应注意疼痛部位、压痛、反跳痛、肌紧张等情况，是否存在包块及肝脾肿大。⑤叩诊，应注意局部有无叩击痛、肝脾浊音界是否存在、移动性浊音的情况。⑥听诊，应注意肠鸣音是否亢进，有无音调改变。⑦实验室检查，合理选择对短时间内做出正确诊断至关重要。血常规是常用检查手段之一，肠梗阻随着病情发展可致血液浓缩及血容量减少，致使血红蛋白及血细胞比容上升、白细胞总数及中性粒细胞明显上升。尿常规检查可了解是否存在泌尿系统疾病。便常规及潜血检查可对结肠炎症、消化道出血等疾病的诊断有所帮助。血生化中肝肾功能检查有很重要的意义，肠梗阻可致水分及电解质大量丢失，血淀粉酶脂肪酶对急性胰腺炎的诊断有重要参考价值，血糖及血酮体有助于诊断糖尿病。心肌损伤标志物对诊断急性心肌梗死有重要价值。腹平片是急性腹痛的基本检查之一，对是否存在肠梗阻、梗阻程度、梗阻部位的判断有重要参考意义。腹部CT平扫对肠梗阻的诊断优于腹平片，可显示肠段形态学特征、肠系膜及腹膜腔的病变。腹部CTA可对腹部中小血管病变做出有价值的判断。腹部超声、诊断性腹腔穿刺也具有很重要的意义。左侧腹部的急性腹痛应主要考虑一些常见的疾病，如急性胰腺炎、心绞痛、心肌梗死、左下肺及胸膜的炎症、左肾结石或肾盂感染、肠梗阻、乙状结肠扭转、菌痢、结肠癌、左侧输尿管结石、卵巢囊肿扭转等。

该患者为典型的高龄老年人，此类人群的疾病特点表现为基础疾病多、病情表现不典型、病因多样化、疾病转归复杂化等。该患者既往有盆腔手术史，以左侧腹痛伴停止排便为症状，结合腹部CT影像学表现，先应考虑到肠梗阻，而根据 CT 影像学表现提示的左侧输尿管结石影也不能完全排除输尿管结石的病因。根据症状特点、相关体征、实验室及腹部 CT 检查结果，可排除急性胰腺炎、心绞痛、心肌梗死、左下肺及胸膜的炎症、肾盂感染、乙状结肠扭转、菌痢、结肠癌、卵巢囊肿扭转。该患者最具特点且最容易被忽略及值得关注的地方在于诊治过程中出现的腹部皮肤带状疱疹，其高龄、入院前 1 个月的肺炎住院治疗病史恰好提示其机体免疫力的降低，这也正是带状疱疹重要的易患因素。既往也曾经遇到过以头痛、胸痛为首要症状的患者，并且多为老年人，最终病因为带状疱疹。这也说明了带状疱疹疾病过程的特点。该病由水痘 – 带状疱疹病毒所引起，该病毒潜伏于人体中，待机体免疫力下降时发病，其临床表现起初很隐匿，以患处疼痛为主要症状，而需要数日后才可在患处皮肤出现典型的沿神经走行的疱疹，所以在临床上极易被患者及医务人员所忽视。

该病例给予我们的启示即平日在实施诊疗方案中，对于老年人，尤其是存在导致免疫力下降因素的老年人，出现头痛、胸痛、腹痛，应警惕可能存在带状疱疹，此时就需要我们在诊治的过程中勤于观察病情变化、勤于进行体格检查，以免忽略真正的病因造成漏诊误诊。

专家点评

患者是以腹痛、腹胀为首要表现的带状疱疹。带状疱疹是一种病毒性皮肤病，合并出现消化道症状，多见于腰腹部带状疱疹，多伴发麻痹性肠梗阻，导致急性结肠假性梗阻综合征（Ogilvie 综合征），表现为腹痛、腹胀，排气排便异常。这类疱疹由于病毒沿脊髓后根神经节侵及副交感神经的内脏神经纤维，进而引起胃肠道症状。临床上在诊断过程中需注意详细体格检查、密切观察腹部症状、及时完善影像学检查加以鉴别。尤其需警惕严重器质性病变所致的肠梗阻，避免误诊，这在皮肤疱疹尚未出现前更为重要。由于老年人发生带状疱疹时症状重，起病隐匿，后遗症多，建议可以注射重组带状疱疹疫苗以预防此类疾病的发生。

参考文献

邝贺龄，胡品津. 内科疾病鉴别诊断学第 5 版 [M]. 人民卫生出版社，2007，484 – 517.

病例18
以酮症酸中毒为首发
表现的胆管癌

病例介绍

患者，男，66岁。主因"乏力伴食欲减退3天"入院。患者3天前无明显诱因出现乏力伴有食欲减退、烦渴多饮，尿色深黄，无恶心、呕吐，无头痛、头晕，无大汗、心悸，无皮肤、巩膜黄染，无烦躁、呼吸频率增快，无意识障碍，就诊于我院门诊行尿常规示"尿糖（++++），酮体（++）"，门诊以"糖尿病酮症"收入院。自发病以来，患者精神一般，睡眠可，食欲差，小便深黄，大便正常。

既往史：糖尿病病史22余年，用诺和灵50R控制血糖，血糖控制欠佳，空腹血糖10 mmol/L，餐后2 h血糖波动在12~15 mmol/L。高脂血症病史20年，服用立普妥调脂治疗。脑梗死病史9年，遗留记忆力减退及不完全运动性失语。7年前因冠心病就诊于外院并行 PCI 术治疗，共置入 4 枚支架（具体诊疗方案不详），术后因服用阿司匹林出现胃出血，曾给予输血及药物治疗后好转，目前服用泰嘉 50 mg/d。否认高血压、慢性肾功能不全病史。否认肺结核、肝炎等传染病病史，否认食物及药物过敏史。吸烟 30 余年，20 支/天，已戒烟 9 年。无饮酒嗜好。

[体格检查]

体温 36.6 ℃，心率 84 次/分，血压 147/76 mmHg。双肺呼吸音弱，未闻及干、湿性啰音，律齐，腹软，无压痛、反跳痛及肌紧张，四肢肌力Ⅴ级，肌张力正常，腱反射正常，双侧 Babinski 征阴性。

[入院诊断]

①2 型糖尿病、糖尿病性酮症酸中毒；②肝功能异常；③冠状动脉粥样硬化性心脏病、稳定性心绞痛、冠脉支架置入术后；④陈旧性脑梗死；⑤高脂血症。

[诊疗过程]

生化：ALT 351 U/L↑，前白蛋白 0.11 g/L↓，空腹血糖 11.5 mmol/L↑，LDH 803 U/L↑，AST 297 U/L↑。NT‑proBNP < 70 pg/mL。血常规：白细胞 5.6×10^9/L，血红蛋白 126 g/L，血小板 108×10^9/L，中性粒细胞 79.3%↑。糖化血红蛋白 8.8%↑，甲状腺功能检查：FT_3 0.47 ng/mL↓，TT_3 1.64 ng/mL↓，低 T_3 表现。血凝、心梗三项、消化道及肺部肿瘤标志物、乙肝五项、血气分析、血沉、自身免疫性肝炎相关抗体、性病组合未见异常。入院后给予充分补液、降糖、保肝等治疗，患者于入院第 2 天出现皮肤、巩膜黄染，无皮肤瘙痒，无腹痛，伴有恶心，未呕吐，大便呈"白陶土"状。急查：ALT 284 U/L↑，总蛋白 52.2 g/L，白蛋白 33.8 g/L↓，球蛋白

18.4 g/L，总胆红素 103.5 μmol/L↑，直接胆红素 69.6 μmol/L↑，间接胆红素 33.9 μmol/L↑，总胆汁酸 162.9 μmmol/L↑，LDH 333 U/L↑，AST 239 U/L↑，GTT 457.9 U/L↑。血氨 127.1 μmol/L↑。腹部 B 超示胆囊切除术后、肝内外胆管增宽、胰管增宽。心脏超声示左室舒张功能减低。下肢血管超声示双下肢动脉硬化并多发斑块形成。颈部血管超声示双侧颈动脉多发斑块形成。腹部增强 CT 示胰腺勾突区可疑占位，肝内外胆管扩张、胰总管扩张、盆腔少量积液，双肾囊肿。胰胆管水平成像示肝内外胆管、胆总管扩张（图 18 -1），胆总管下端未见明确结石及占位征象，胰腺钩突区占位，恶性不除外。胃镜示慢性浅表性胃炎、十二指肠球炎。请消化科、普外科、介入科医生联合会诊，患者梗阻性黄疸原因考虑为胆总管下段乳头区占位，建议患者行经内镜逆行性胰胆管造影及经皮肝穿刺胆道引流术缓解黄疸症状。于 2018 年 5 月 14 日在导管室为患者行经皮肝穿刺胆道引流术（图 18 -2），过程顺利，术后给予右肝内胆管胆汁持续引流，全身黄染症状明显减轻。复查血常规：白细胞 5.0 × 10⁹/L，血红蛋白 114 g/L，血小板 169 × 10⁹/L，中性粒细胞 70.3%。血氨较前下降，68.6 μmol/L。急诊生化：ALT 141 U/L，白蛋白 32.2 g/L，总胆红素 138 μmol/L，直接胆红素 92.9 μmol/L，间接胆红素 45.1 μmol/L，AS 42 U/L，GTT 633.4 U/L，以上指标均较前下降，继续给予保肝、抗炎、降糖、降低血氨及补营养支持等治疗，患者病情相对稳定后转至普外科继续专科治疗。随访得知患者经抗肿瘤、抑酸、抗感染及营养支持等治疗后仍感乏力，食欲减退无改善。家属商量后拒绝进一步检查及外科手术、放化疗等治疗，请介入科医生会诊并交代相关风险后，给予患者在导管室行胆总管病变射频消融及支架置入术，术中过程顺利，术后复查腹部 CT 示胆总管下段新见支架高密度影留置，支架形态完整，胰头钩突区水平支架内腔狭窄改变，肝内外胆管仍可见扩张改变。黄疸症状基本消退，无其他不适症状，总胆红素下降至 59.3 μmmol/L，ALT 下降至 64 U/L，AST 47 U/L；病情好转出院。半年后去世。

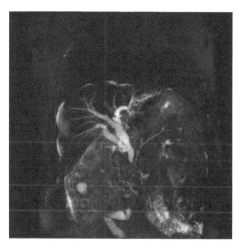

图 18 -1　胰胆管水平成像提示胆总管明显扩张

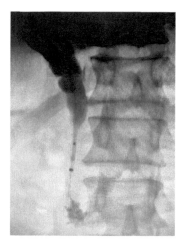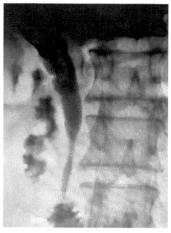

图 18 -2　经皮肝穿胆道引流术后胆总管狭窄程度较前减轻

病例讨论

　　胆管癌是统指胆管系统衬覆上皮发生的恶性肿瘤，按所发生的部位可分为肝内胆管癌（intrahepatic cholangiocarcinoma，ICC）和

153

肝外胆管癌（extrahe patic cholangiocarcinong，ECC）两大类。ICC起源于肝内胆管及其分支至小叶间细胆管树的任何部位的衬覆上皮；ECC以胆囊管与肝总管汇合点为界分为肝门部胆管癌和远端胆管癌。

（1）胆管癌的危险因素

胆管癌的发病原因尚不明确。文献报道其发病的危险因素包括高龄、胆管结石、胆管腺瘤和胆管乳头状瘤病、Caroli病、胆总管囊肿、病毒性肝炎、肝硬化、原发性硬化性胆管炎、溃疡性结肠炎、化学毒素、吸烟、肝片吸虫或华支睾吸虫感染等。

（2）胆管癌常见癌前病变

①胆管上皮内瘤变，按胆管衬覆上皮的异型程度由轻至重分为BillN-1、BillN-2和BillN-3，BillN-3通常被视为原位癌。②导管内乳头状肿瘤。③胆管微小错构瘤。

（3）胆管癌的病理分型

肝内胆管癌：①大体类型、肿块型、管周浸润型和管内生长型。通常管内生长型患者的预后好于肿块型或管周浸润型。胆管囊腺癌是一类以形成囊腔为特征的肝内胆管肿瘤，手术切除预后较好。②组织学类型，腺癌最常见，偶可见腺鳞癌、鳞癌、黏液表皮样癌、类癌及未分化癌等类型。细胆管癌较少见，是一类以规则性细小管腔样结构为特点的腺癌，可能来自肝内胆管树最末端最小分支管内的肝脏前体细胞。

肝外胆管癌（包括肝门部胆管癌）：①大体类型，息肉型、结节型、硬化缩窄型和弥漫浸润型。结节型和硬化型倾向于侵犯周围组织；弥漫浸润型倾向于沿胆管扩散；息肉型可因脱落而发生转移，肿瘤局限于胆管壁者手术预后较好。②组织学类型，腺癌最常见，组织学亚型包括胆管型、胃小凹型、肠型。少见类型有黏液腺

笔记

癌、透明细胞腺癌、印戒细胞癌、腺鳞癌、未分化癌和神经内分泌肿瘤等。

（4）胆管癌的诊断

临床表现：ICC 患者早期常无特殊临床症状，随着病情的进展可出现腹部不适、腹痛、乏力、恶心、上腹肿块、黄疸、发热等，黄疸较少见；肝门部或肝外胆管癌患者多可出现黄疸，黄疸随时间延长而逐渐加深，大便色浅、灰白，尿色深黄，皮肤瘙痒，常伴有倦怠、乏力、体质量减轻等全身表现。右上腹痛、畏寒和发热提示伴有胆管炎。

血液检查：胆道梗阻时，肝功能检查提示胆红素、ALP 和 GGT 升高。转氨酶可升高，伴有胆管炎时会显著升高。长期胆道阻塞可以导致脂溶性维生素（维生素 A、维生素 D、维生素 E 和维生素 K）减少，凝血酶原时间延长。随着疾病的进展，白蛋白、血红蛋白和乳酸脱氢酶水平可随之下降。对于血清肿瘤标志物，胆管癌无特异性的肿瘤标志物，仅 CA19 - 9、CA125、CEA 有一定价值。

影像学检查：①超声显像是诊断胆管癌的首选方法。ICC 可能仅表现为肝内局限性肿块，肝门部肿瘤有肝内胆管扩张，而肝外胆管不扩张。超声检查的优势在于能可靠的鉴别肿块与结石，并可根据肝内外胆管是否扩张初步确定梗阻的部位。②高分辨率螺旋 CT 可以显示肝内胆管细胞癌的特有征象、扩张的胆管和肿大的淋巴结。但通常不能判断胆管癌的范围，腹部淋巴结肿大并不一定是转移性病变。增强 CT 扫描有助于较好地显示肝门部肿瘤与肝动脉或门静脉的关系。胸部 CT 有助于评价远处转移。动脉期图像有助于评价肝动脉解剖及病变与肝动脉的关系，薄层小视野图像有助于评价胆系受累程度。③磁共振成像(magnetic resonance imaging, MRI)是诊断胆管癌的最佳方法。MRI 能显示肝和胆管的解剖和肿瘤范围、是否

155

有肝脏转移。磁共振胰胆管造影（magnetic resonance cholangiopancreatography，MRCP）可较好地显示胆道分支，可反映胆管的受累范围，对判断胆道梗阻有较高的敏感性（80%～95%），超声初步确定梗阻的部位后，应选用 MRCP 对胆管癌的受累范围进行全面评估。磁共振血管成像可显示肝门部血管受累的情况。④超声内镜可以更好地观察远端肝外胆道、局部淋巴结和血管。对远端胆管肿瘤所致的胆道梗阻，若其他影像学检查不能明确诊断，可选用超声内镜检查，并可引导细针对病灶和淋巴结穿刺行活组织检查。⑤正电子发射计算机断层扫描（positron emission tomography – computed tomography，PET – CT）可用于对肿块的良性和恶性及是否存在远处转移的评估。但胆管黏液腺癌可表现假阴性。⑥经内镜逆行性胰胆管造影（endoscopic retrograde cholongiopancreat ography，ERCP）和经皮肝穿刺胆管造影（percutaneous transhepatic cholangiography，PTC）：通常 ERCP 适用于了解梗阻部位以下胆道情况，而 PTC 则适用了解梗阻部位以上的胆道情况，必要时二者结合应用，有利于了解全部胆道的病变情况。⑦十二指肠镜对诊断壶腹部的远端胆管癌具有一定价值。⑧胆道母子镜检查在鉴别胆道良性或恶性狭窄方面更具有价值，可进行准确的活组织检查。⑨细胞学和组织学诊断：胆管癌的病理学诊断对规划临床治疗十分重要。但对肿瘤可根治性切除的患者，因肿瘤种植的风险，一般不推荐穿刺活组织检查。

（5）胆管癌的分期与分型

胆管癌外科诊疗专家共识中对胆管癌的分期采用的是 AJCC 第七版 TNM 分期，即对胆管癌按肝内胆管癌、肝门部胆管癌及远端胆管癌三种不同类别的肿瘤分别按第七版 TNM 分期系统进行分期。针对肝门部胆管癌的临床分型则采用 Bismuth – Corlette 分型。

笔记

（6）治疗

手术治疗：是治疗胆管癌的首要方法。只要胆管癌能获得根治性切除，患者全身情况能够耐受，无远处转移，均应积极行手术治疗，争取获得根治性切除。对不能切除者，新辅助化疗方案有可能使肿瘤降期，增加根治性手术切除的机会。

术前胆道引流及门静脉栓塞：术前不恰当的胆道引流可能会增加感染和手术风险，不推荐术前常规胆道引流。但对伴有营养不良、胆管炎或术前胆红素水平＞200 µmol/L 且需行大范围肝切除者，应行术前胆道引流。在评估肿瘤能否切除前不应放置胆道支架。若患者需要行半肝或超过半肝的大范围肝切除而残肝不能代偿者，可在术前行健侧胆道引流使总胆红素降至 85 µmol/L 后，采用病侧肝门静脉栓塞术，促进健侧肝组织增生，2~3 周后重新评估手术切除的安全性。

手术适应证、手术原则及术后治疗和随访：肝内胆管癌(ICC)、肝门部胆管癌(ECC)及远端胆管癌均需根据 TNM 分期决定手术适应证及手术原则。根据术中及病理检查的具体情况，确定术后治疗及随访方案。对有显微镜下阳性切缘(R1)或局部病灶残留(R2)的患者，术后采用射频消融、微波固化或吉西他滨联合铂类抗癌药物等化疗方案治疗，或化疗联合放疗治疗。对伴有 CA199 升高的患者，术后可检测 CA199 水平；2~3 个月做 1 次影像学评估，持续 2 年。根治性切除(R0)者，术后无须特殊治疗，2 年内定期复查。

姑息治疗：姑息性切除的价值没有循证医学证据支持。对有胆道梗阻而肿瘤不能切除的患者，置入胆道支架可使胆管充分引流，缓解症状，提高生存率。对生存期＞6 个月的患者可采用金属支架，而生存期在 6 个月以内的则可选用塑料支架。复杂肝门部肿瘤可使用经内镜鼻胆管引流或经皮胆道引流。外科搭桥引流不优于支架置入。

药物治疗：对不能手术切除或伴有转移的进展期胆管癌，主要推荐吉西他滨联合铂类抗肿瘤药（如顺铂、奥沙利铂等）和（或）替吉奥的化疗方案，加用埃罗替尼可增强抗肿瘤效果。目前，数种靶向阻断胆管癌发病机制主要信号通路的药物已批准用于临床试验，包括表皮生长因子受体抑制剂（如西妥昔单抗、厄洛替尼和吉非替尼）、Raf 制剂（如索拉非尼）、Her－2 曲妥珠单抗和拉帕替尼及血管内皮生长因子抑制剂（贝伐单抗）。这些靶向药物的临床疗效还有待于在大样本前瞻性随机临床研究中进一步证实。

放射治疗：对不能手术切除或伴有转移的胆管癌患者，置入胆管支架＋外照射放疗的疗效非常有限，但外照射放疗对局限性转移灶及控制病灶出血有益。

该患者为老年男性，存在高血压、高脂血症、2 型糖尿病、脑梗死、冠心病、PCI 术后等多种基础疾病，因糖尿病酮症入院，于入院第 2 天出现全身皮肤黏膜及巩膜黄染，尿色深黄及白陶土样便，经完善相关检查，肝外胆管癌诊断明确，患者存在多种基础疾病，行外科手术风险极大，经患者及家属要求保守治疗，且拒绝行经内镜逆行性胰胆管造影检查及放化疗、靶向药物治疗。请介入科医生会诊并交代相关风险后，给予患者行胆总管病变射频消融及支架置入术，围手术期需停用氯吡格雷，可能出现支架内急性血栓、急性心肌梗死、再发脑梗死，以及由此引起的恶性心律失常、猝死、心力衰竭等风险，患者及家属表示理解。术后患者黄疸症状明显缓解，胆红素及肝酶水平较前明显下降，但患者因不同意进一步检查及治疗，无法明确肿瘤分期，胆总管病变射频消融及支架置入术仅为姑息治疗，预后欠佳。

专家点评

有研究表明，在糖尿病酮症酸中毒患者中单项血清 ALT 升高的发生率为 14.7%。糖尿病患者因微循环功能失调，血管通透性增加，使氧弥散功能减低，糖尿病酮症酸中毒则使各器官供氧更加减少从而导致各器官损伤。其中肝脏损伤常表现为血清 ALT、AST 活性的升高。因此该患者肝功能异常，除考虑与糖尿病酮症酸中毒有关外，需完善腹部影像学检查明确肝脏及胆囊自身病变。该患者肝外胆管癌诊断明确，全身皮肤及巩膜重度黄染伴有严重瘙痒，胆红素明显升高，先给予患者行经皮肝穿刺胆道引流术减黄疸及改善皮肤瘙痒等治疗。因患者及家属考虑患者存在多种基础疾病，心功能较差，行外科手术风险极大，拒绝进一步外科治疗及 PET - CT 检查，故给予患者置入胆道支架行姑息治疗，预后不佳。

参考文献

1. TAYLOR - ROBINSON S D, TOLEDANO M B, ARORA S, et al. Increase in mortality rates from intrahepatic cholangiocarcinoma in England and Wales 1968 - 1998 [J]. Gut, 2001, 48 (6): 816 - 820.

2. KHAN S A, THOMAS H C, DAVIDSON B R, et al. Cholangiocarcinoma [J]. Lancet, 2005, 366 (9493): 1303 - 1314.

3. JENSEN L H. Biliary -tract cancer: improving therapy by adding molecularly targeted agents [J]. Lancet Oncol, 2012, 13 (2): 118 - 119.

4. MALKA D, CERVERA P, FOULON S, et al. Gemcitabine and oxaliplatin with or without cetuximab in advanced biliary - tract cancer (BINGO): a randomised, open - label, non - comparative phase 2 trial [J]. Lancet Oncol, 2014, 15 (8): 819 - 828.

病例 19
血压正常的原发性
醛固酮增多症

病例介绍

患者，女，68 岁。主因"间断胸骨后疼痛 1 年余，加重半月"入院。患者 1 年前无明显诱因出现胸痛，位于胸骨后，多于情绪紧张及激动时明显，有明显的咽喉部及胸骨紧缩感，程度不重可忍受，伴有胸闷、憋气，腹胀、便秘，持续 10 分钟可自行缓解，未正规诊疗。半月前患者自觉上述症状加重，疼痛部位、性质及伴随症状、缓解方式同前，但程度较前加重，含服硝酸甘油效果不佳，门诊以"胸痛待查"收入院。患者长期便秘，2～3 天/次。

既往史：高脂血症病史 1 年，未用药。否认高血压、糖尿病、冠心病、脑梗死及肾病等病史。否认吸烟及饮酒史。否认家族遗传病史。

[体格检查]

体温 36.2 ℃，心率 76 次/分，血压 125/70 mmHg。双肺呼吸音

清，未闻及干、湿性啰音，律齐，腹膨隆，腹软，无压痛、反跳痛及肌紧张，肠鸣音减低，3次/分，双下肢不肿。

[辅助检查]

心电图示窦性心律，全导联T波低平。UCG示左室舒张功能减低。下肢及颈部血管超声未见明显异常。腹部B超示脂肪肝（中度）、胆囊切除术后、左肾实质钙化灶。化验结果显示尿常规、便常规、心梗三项、BNP、甲功能、乙肝五项、性病组合、血凝、糖化血红蛋白、肺部肿瘤标志物未见明显异常。消化道肿瘤标志物示AFP 12.18 ng/mL，轻度升高，余未见异常。血生化示TC 6.3 mmol/L，TG 6.64 mmol/L，LDL－C 3.41 mmol/L，UA 439 mmol/L，余未见异常。血钾3.0 mmol/L。OGTT试验0 h/1 h/2 h：6.16 mmol/L、10.66 mmol/L、9.56 mmol/L。

[入院诊断]

①胸痛原因待查：冠状动脉粥样硬化性心脏病？不稳定性心绞痛？②心律失常：窦性心动过缓、心功能Ⅰ级（NYHA分级）；③低钾血症；④脂肪肝（中度）；⑤糖耐量异常；⑥便秘。

[诊疗过程]

患者因胸骨后疼痛入院，存在高龄、绝经期女性、高脂血症、糖耐量异常及腹型肥胖等多种冠状动脉粥样硬化的危险因素，胸痛症状较典型。应先考虑不除外冠心病、不稳定性心绞痛，行冠脉CTA示左前降支近端局限性软斑块，管腔狭窄程度约为45%，故冠心病、不稳定性心绞痛不成立。嘱患者改变生活方式，低盐低脂低糖饮食，适当运动，降低体重，给予他汀调脂、稳定斑块及改善血液微循环等药物治疗，因近期拟行电子胃肠镜检查故暂时未给予阿司匹林抗血小板治疗。患者有长期便秘史，腹胀症状明显，行腹部CT示盲肠内有可疑小结节，腹腔及腹膜后多发小结节，子宫肌瘤；电子肠镜检查示结肠直肠黏膜未见异常；电子胃镜示慢性浅表性胃炎伴胆汁反流、糜烂，胃体多发息肉（予钳除），HP 阴性，给予雷贝拉唑抑酸、吉法酯及达喜保护胃黏膜治疗，监测便常规＋潜血未见异常。患者腹部 CT 盲肠内可见小结节，AFP 轻度升高，请消化科医生会诊考虑诊断为盲肠炎、肠道菌群失调，建议给予左氧氟沙星片抗炎、舒丽启能、双歧三联活菌调节肠道菌群口服。患者血钾明显偏低，腹胀的原因亦不除外低钾性肠麻痹，追问病史，患者平素饮食正常，无大量出汗情况，近期无恶心、呕吐及腹痛、腹泻等情况，无应用利尿剂及胰岛素史，肾功能正常，24 h 尿钾未见异常，尿 pH 6.5，血气分析示 pH 7.41，未见乳酸升高及碱中毒等异常，目前低钾原因未明，给予静脉及口服补钾治疗，但效果不佳，复查血钾最低 2.9 mmol/L。但患者无明确高血压病史，动脉血压监测未见异常，为进一步寻找低钾的原因行肾上腺 CT 示左肾上腺增生伴钙化。皮质醇节律及 ACTH 未见异常,（立位）肾素 0.67 ng/mL、血管紧张素 95.7 ng/mL、醛固酮 18.8 ng/mL;（卧位）肾素 0.25 ng/mL、血管紧张素 64.2 ng/mL、醛固酮 9.3 ng/mL，立位醛固酮与肾素比值为 28.1↑，卧位醛固酮与肾素比值为 37.2↑。结合患者顽固性低血钾，心电图前壁导联 T 波低平等表现，诊断为原发性醛固酮增多症。治疗上给予患者螺内酯 40 mg bid，口服，后低钾纠正，再无不适。

病例讨论

原发性醛固酮增多症（primary aldosteronism，PA）是指肾上腺皮质分泌过量醛固酮，导致体内潴钠、排钾、血容量增多、肾素－血管紧张素系统活性受抑所致。临床主要表现为高血压伴低血钾等症候群。主要分为 6 型，即醛固酮瘤、特发性醛固酮增多症（特醛症）、原发性单侧肾上腺皮质增生、家族性醛固酮增多症（I 型、Ⅱ型和Ⅲ型）、分泌醛固酮的肾上腺皮质癌、异位醛固酮分泌瘤或癌。

（1）难治性高血压，使用含利尿剂在内的 3 种药物治疗方案后

笔记

血压仍不达标。极少数患者可不伴高血压。

（2）神经肌肉功能障碍：①肌无力及周期性瘫痪甚为常见，与低血钾相关；②低血钾严重时肢端麻木，手足搐搦。由于神经肌肉应激性降低，手足搐搦可较轻或不出现，而在补血钾后，手足搐搦往往变得明显。

（3）肾脏表现：因大量失钾，肾小管上皮细胞呈空泡变形，浓缩功能减退，伴多尿，尤其夜尿多，继发口渴、多饮，常易并发尿路感染。尿蛋白增多，少数可发生肾功能减退。

（4）心脏表现：①心电图呈低血钾图形；②心律失常较常见者为阵发性室上性心动过速，最严重时可发生心室颤动。

（5）辅助检查：血浆醛固酮与肾素活性比值（aldosterone to renin ratio，ARR）作为原醛症筛查指标，在进行检查试验前应停用可能影响检查结果的药物，如影响血浆肾素活性及 ARR 比值的药物（如血管紧张素转化酶抑制剂、血管紧张素受体拮抗剂、β-受体阻滞剂、螺内酯、二氢吡啶类 CCB 等类药物）。因 ARR 有一定的假阳性率，需行确诊实验来避免原发性醛固酮症被过度诊断，包括口服钠盐负荷试验、盐水输注试验、氟氢可的松试验及卡托普利试验。高血压伴自发性低血钾、血浆肾素水平低于可测范围且血浆醛固酮水平 > 20 ng/dL 者可无须行确诊试验。

（6）PA 的定位诊断，包括肾上腺 CT 检查和肾上腺静脉分段取血（adrenal venous sampling，AVS）。AVS 有助于分型诊断和功能定位（特别是双侧病变者），是功能定位的金标准。PA 主要应与继发性醛固酮增多症相鉴别，包括肾血管狭窄性高血压、恶性高血压、肾性高血压等。继发性醛固酮增多症血浆肾素活性及血管紧张素 Ⅱ 均明显升高，鉴别并不困难。

（7）治疗：①手术治疗：无功能的肾上腺瘤或肾上腺增生不需要治疗，确诊醛固酮瘤或单侧肾上腺增生且为功能性的患者行腹腔镜下单侧肾上腺切除术（adrenal sparing surgery，ASS），如果患者存在手术禁忌或不愿手术，推荐使用醛固酮受体拮抗剂治疗。②药物治疗：推荐特醛症首选药物治疗。建议螺内酯作为一线用药，然而由于螺内酯并非选择性醛固酮受体拮抗剂，它可以同时使用拮抗性激素受体，长期使用可导致男性乳腺发育、阳痿、月经不调等不良反应。依普利酮是一种选择性醛固酮受体拮抗剂，它对雄激素受体和雌激素受体的结合力分别仅为螺内酯的 0.1% 和 1%，因而具有很好的耐受性，将在原发性醛固酮增多症中有广泛的应用前景。对于可抑制性醛固酮增多症推荐糖皮质激素作为首选治疗方案，通常成人用地塞米松 0.5 ~ 2 mg/d，用药后 3 ~ 4 周症状缓解。

本患者因胸骨后疼痛入院，存在多种冠状动脉粥样硬化的危险因素，心电图表现为全导联 T 波低平，冠脉 CTA 未见明显严重狭窄；胃镜提示慢性浅表性胃炎伴胆汁反流、糜烂，故患者胸骨后疼痛的原因可能与消化系统疾病相关，T 波低平考虑与低钾血症有关。患者长期存在便秘及腹胀，入院后查血钾明显偏低，排除摄入不足、丢失过多及钾在体内分布异常等因素，补钾效果不佳。虽患者血压无明显增高，但应警惕原发性醛固酮增多症，行肾上腺 CT 提示左侧肾上腺皮质增生伴钙化，皮质醇节律及 ACTH 未见异常，但醛固酮与立位肾素比值为 28.1，无须行确认试验即可考虑诊断为原发性醛固酮增多症，给予患者安体舒通 40 mg bid，口服，5 天后复查血钾 3.6 mmol/L，患者腹胀症状缓解，病情稳定，好转出院。嘱患者院外定期监测血钾及肾素、血管紧张素、醛固酮水平。

专家点评

患者老年女性，有高龄、绝经期女性及高脂血症等冠状动脉粥样硬化的危险因素，因胸骨后疼痛入院，完善心电图、心肌酶及冠脉 CTA 检查除外冠心病、不稳定性心绞痛。但应注意胸痛的鉴别诊断：①胸壁疾病，包括炎症性（带状疱疹、软组织损伤等）、神经源性（肋间神经痛等）、肌源性（肌肉损伤）、骨源性（肋软骨炎、颈椎间盘突出、肋骨骨折等）、自身免疫性疾病（硬皮病和皮肌炎等）。②胸腔内脏器及邻近器官病变，包括心血管系统（心肌梗死、急性心包炎、主动脉夹层、肺动脉高压、心脏神经官能症）、呼吸系统（胸膜炎、自发性气胸、肺栓塞等）、纵隔疾病（纵隔炎、纵隔肿瘤）、食管源性疾病（食管炎、反流性食管炎等）、邻近脏器疾病（膈下脓肿、脾梗死、胆囊炎、急性胰腺炎等）。

此外，低钾血症可能导致严重的心律失常，故临床上对于顽固性低血钾的病因也应重视，该患者血钾明显偏低，伴有腹胀，不除外低钾性肠麻痹。虽然血压不高，应警惕原发性醛固酮增多症，行肾上腺CT检查可见左侧肾上腺增生，醛固酮与肾素比值明显升高，故考虑原发性醛固酮增多症诊断明确。

影像学检查在临床上有利于帮助医生对原发性醛固酮增多症进行评估和判断，以便对患者进行病理分型，也是目前诊断原发性醛固酮增多症患者的主要手段之一。但肾上腺CT在诊断上存在一定局限性，小部分CT肾上腺表现为双侧结节的醛固酮瘤可被误诊为特发性醛固酮增多症；而肾上腺CT表现为肾上腺微腺瘤的特发性醛固酮增多症也可被误认为醛固酮瘤而行单侧肾上腺切除。若影像学检查未能发现明显占位，或病灶较小不能区分肾上腺腺瘤和增生，可选择双侧AVS进行原醛症的分型诊断，进一步明确病变的侧别、数目和性质。

本病例提示在临床中对于血压正常但持续低血钾的患者亦应考虑原发性醛固酮增多症的可能，应行肾上腺CT检查及肾素-血管紧张素-醛固酮系统功能检查。

参考文献

1. 钱丽雅，钱科威，李红，等. 原发性醛固酮增多症患者临床特点分析与研究 [J]. 临床和实验医学杂志，2016, 15 (5): 502–505.

2. 张士雄. 内分泌性低钾血症的临床分析 [J]. 当代医学，2014, (25): 83–84.

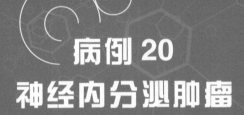

病例 20
神经内分泌肿瘤

病例介绍

患者，男，61岁。主因"上腹部不适2个月"于7月28日入院。

现病史：患者2个月前无明显诱因出现餐后约10分钟腹部不适，伴腹胀，持续5分钟可自行缓解，无反酸、胃灼热，无恶心、呕吐，无腹痛、腹泻等症状。1个月前于体检中心常规体检查肿瘤标志物示 CEA 6.3 ng/mL（参考值 0~5 ng/mL）。患者饮食、睡眠、精神好，大小便正常，体重无明显变化。

既往史：体健。父亲因肝癌去世，母亲健在。

[体格检查]

体温 36.0 ℃，脉搏 60 次/分，呼吸 20 次/分，血压 120/80 mmHg。

无贫血貌，皮肤巩膜无黄染，心肺体格检查无异常。腹软，腹部无压痛，无反跳痛，Murphy 征（－），肝区叩痛（－），肝脾肋下未触及，双下肢不肿。

[入院诊断]

上腹部不适待查：浅表性胃炎？胃癌？

[辅助检查]

血常规：白细胞 $5.42 \times 10^9/L$，血红蛋白 158 g/L，血小板数 $244 \times 10^9/L$，中性粒细胞（%）69.5%。生化：丙氨酸氨基转移酶 44 IU/L↑，肌酸激酶 351 IU/L↑，乳酸脱氢酶 330 IU/L↑，肌酸激酶同工酶 MB 62 IU/L↑，余未见异常。肿瘤标志物：癌胚抗原 7.74 ng/mL↑；神经元特异性烯醇化酶 67 ng/mL↑。血凝、乙肝、丙肝、艾滋病、梅毒、血沉、CRP、前列腺抗原未见明显异常。心电图、腹部超声、腹盆 CT、胸部 CT 未见异常。肠镜：所见结直肠未见异常。胃镜（图 20 - 1）：胃体黏膜皱襞排列整齐，分泌物少许，胃体中段小弯侧见局部糜烂，取活检 1 块。诊断：浅表性胃炎。病理（胃体）提示恶性肿瘤，建议做免疫组化染色进一步确诊[CD56、CK20、CK7、CgA、HER - 2(4B5)、Ki - 67、Syn]。

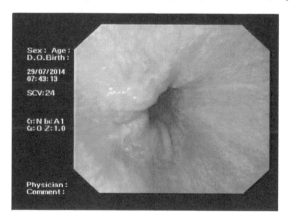

图 20 - 1 第一次胃镜：浅表性胃炎

8月6日，胃镜（图20-2）：胃体中段前壁偏小弯侧见直径约0.6 cm病变，表面黏膜发红，放大内镜＋染色观察血管紊乱、腺管消失。超声内镜（图20-3）：以20 MHz探头探扫，见病变处黏膜层增厚，呈偏低回声，黏膜下层连续完整。诊断：胃体隆起性病变－符合早期胃癌。

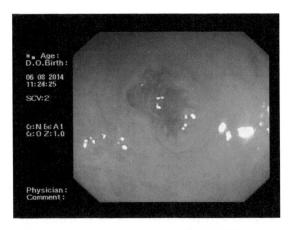

图20-2　第二次复查胃镜：胃体隆起性病变

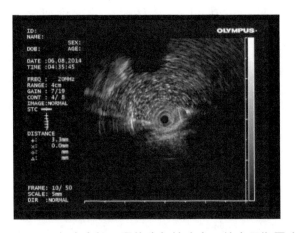

图20-3　超声内镜：胃体隆起性病变－符合早期胃癌

8月11日，追加免疫组化病理（胃体）胃神经内分泌肿瘤，Ki-67（＋＜2%），核分裂（1/10 HPF），考虑为低级别（G1）。CD56（＋），CK20（－），CK（＋），CgA（＋），HER-2（4B5）

（ - ），Ki - 67(+)(<2%)，Syn(+)。

8月13日，生长抑素受体显像：静脉滴注踪剂1/4 h后行全身显像示甲状腺显影，肝脾、双肾、膀胱及部分肠道正常显影。余全身各部位始终未见明显异常放射性降低或浓聚区，考虑生长抑素受体显像未见明显异常。

［最终诊断］

胃神经内分泌肿瘤。

［诊疗过程］

入院完善相关检查后，于8月13日行胃体隆起性病变ESD术：胃体中段前壁偏小弯见一隆起性病变，表面黏膜糜烂、发红，基底予穿刺针黏膜下注射1：20000肾上腺素盐水，黏膜隆起，确定病变范围约2.0 cm，三腔针状切开刀剥离黏膜，高频电及氩气刀电凝，电圈圈套电切术（图20 - 4），残端少许渗血，冲水观察，未见活动出血。术后给予禁食、补液，奥美拉唑抑酸治疗；头孢米诺抗感染治疗。术后3个月后复查CEA及NSE正常，胃镜未见异常。

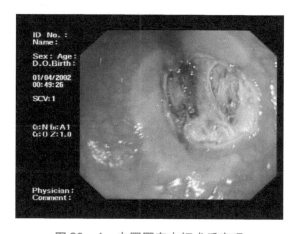

图20 - 4　电圈圈套电切术后表现

病例讨论

神经内分泌肿瘤（neuroendocrine tumor，NET）是一组起源于肽能神经元和神经内分泌细胞的异质性肿瘤，可发生于全身许多器官和组织，包括胃肠道、胰腺、胆管和肝、支气管和肺、肾上腺髓质、副神经节、甲状腺、甲状旁腺，以及其他部位的神经内分泌细胞。其中胃肠胰神经内分泌肿瘤最常见，占神经内分泌肿瘤的 55% ~ 70%。NETs 是高分化神经内分泌肿瘤，由相似于相应正常内分泌细胞特征的细胞所组成，表达神经内分泌分化的一般标志物（通常弥漫强阳性表达 CgA 和突触素）和部位相关的激素（常强表达但不一定弥漫），核异型性轻至中度，核分裂象数低（≤20/10HPF）；胃肠胰神经内分泌肿瘤应按组织学和增殖活性分级，增殖活性分级推荐采用核分裂象术和（或）Ki - 67 阳性指数两项指标（表 20 - 1）。

表 20 - 1　胃肠胰神经内分泌肿瘤的分级标准

分级	核分裂象数 (10HPF)[a]	Ki - 67 阳性 指数（%）[b]
G1（低级别）	1	≤2
G2（中级别）	2 ~ 20	3 ~ 20
G3（高级别）	>20	>20

注：[a]，10HPF = 2 mm^2（视野直径 0.50 mm，单个视野面积 0.196 mm^2），与核分裂活跃区至少计数 50 个高倍视野；[b]，用 MIB1 抗体，在核标记最强的区域计数 500 ~ 2000 个细胞的阳性百分比。

免疫组织化学染色可确定神经内分泌肿瘤的神经内分泌分化，包括神经内分泌标志物和增殖活性标志物：①神经内分泌标志物：突触素和嗜铬粒素 A（chromogranin A，CgA）为必须进行的选项。

在用于神经内分泌肿瘤诊断时，需同时检测突触素和CgA。高分化神经内分泌肿瘤（NET）中的瘤细胞胞质通常弥漫性强表达突触素和CgA；低分化神经内分泌肿瘤（NEC）中的瘤细胞胞质则常弱表达突触素和CgA。②增殖活性标志物：一旦确定肿瘤的内分泌性质后，需要按肿瘤增殖活性进一步分类和分级，可通过计数每个高倍视野的核分裂象数和（或）Ki-67阳性指数来确定，此患者胃体活检结果为：Ki-67（+）（<2%），核分裂（1/10 HPF），考虑为低级别（G1）。

治疗方面为手术完整地切除原发病灶及可能存在转移的区域淋巴结仍是目前能够根治胃肠NETs的唯一有效的一线治疗方法。手术方式应根据原发肿瘤的部位、大小、浸润程度、有无淋巴结受累及肝脏等远处转移而决定。一般认为，直径在1 cm以下行局部切除，1～2 cm做局部扩大切除，超过2 cm且有肌层侵犯及淋巴结转移、局部或扩大切除术后复发者应做根治性切除术。目前认为，胃及结直肠的NETs直径≤2 cm，且浸润深度未超过黏膜层者，内镜治疗也能达到良好疗效，包括内镜黏膜切除术、内镜黏膜下挖除术、高频电凝切除术和氩气刀治疗术等。

应重视术后随访，一旦发现切除部位复发立即采取追加手术。此患者采用高频电及氩气刀电凝，电圈圈套电切术，术后随访3个月，胃镜及肿瘤标志物未见异常。

专家点评

胃神经内分泌肿瘤是一类高度异质性肿瘤，不同亚型的生物学行为和治疗方案存在一定差异，其诊断需结合临床表现，以及实验室、内镜、影像学、病理学检查等多种手段，治疗方式包括内镜下切除、手术、生物治疗等，治疗方案需结合肿瘤临床分型、数量、大小、累及部位、有无远处转移等多因素，全面评估制定个体化治疗方案。目前认为，所有的 NETs 都是具有恶性潜能的一类肿瘤，此患者因体检时发现 CEA 升高伴消化道症状，行胃镜检查发现早期低分化神经内分泌肿瘤，早期切除病变，达到根治目的。

参考文献

1. 中国胃肠胰神经内分泌肿瘤病理专家组. 中国胃肠胰神经内分泌肿瘤病理学诊断共识 [J]. 中华病理学杂志, 2011, 40 (4): 257 – 262.

2. 中国临床肿瘤学会神经内分泌肿瘤专家委员会. 中国胃肠胰神经内分泌肿瘤专家共识 (2016 年版) [J]. 临床肿瘤学杂志, 2016, 21 (10): 927 – 946.

笔记

病例 21
胰高血糖素样肽 1 类似物治疗
2 型糖尿病合并肥胖

病例介绍

患者，男，63 岁。主因"左侧肢体活动不利 8 h"于 2018 年 1 月 17 日入院治疗。

现病史：患者 8 h 前无诱因出现左侧肢体活动不利，左手持物不稳，左下肢行走拖沓。患肢无麻木、疼痛等，无头晕、头痛、耳鸣及复视，无恶心、呕吐、尿便失禁，无意识障碍。我院急诊查头颅 CT：多发腔隙性梗死灶，未见出血灶，为进一步诊治入院。

既往史：2 型糖尿病病史 5 年，口服格华止（500 mg，每日 3 次）降糖，空腹血糖在 8～9 mmol/L，餐后血糖在 10～12 mmol/L；高脂血症病史 2 年；高血压病史 8 年，最高血压 180/90 mmHg。否认冠心病、肾病等病史。日常生活饮食不规律，食欲亢进，主食量约

400 g/d，喜甜食，吸烟史 30 余年，每日 30 支，社交饮酒。

[体格检查]

血压 158/75 mmHg，心率 80 次/分，BMI 31.0 kg/m²。腹围 110 cm，心肺腹体格检查未见阳性。双下肢不肿，双足背动脉搏动良好。神清语利，额纹鼻唇沟对称，无眼震，伸舌居中，左侧上肢肌力Ⅲ级，左下肢肌力Ⅳ级，肌张力低，左侧下肢痛温觉减退，震动觉对称，左侧 Babinski 征（＋）。左侧指鼻试验欠稳准，左侧跟膝胫试验欠稳准，脑膜刺激征（－）。

[辅助检查]

血常规：WBC 8.0×10⁹/L，HGB 13.4 g/dL。血生化：总蛋白50.0 g/L，白蛋白 37.3 g/L↓。电解质正常，TC 8.36 mmol/L↑，TG 15.35 mmol/L↑，LDL－C 2.9 mmol/L，Cr 58 μmol/L，UA 394 μmol/L，ALT 68 U/L↑，AST 78 U/L↑，rGT 30.1 U/L↑。血同型半胱氨酸：15.99 μmol/L↑。空腹血糖：13.36 mmol/L↑。糖化血红蛋白15.2%↑。尿常规：WBC（－），酮体（－），尿蛋白（－）。尿微量白蛋白：15 mg/L，尿微量白蛋白/肌酐：2.0 mg/mmol。馒头餐试验回报：胰岛素 0 h/1 h/2 h：4.5 μIU/mL、20.8 μIU/mL、33.4 μIU/mL；C 肽水平 0 h/1 h/2 h：2.1 ng/mL、3.5 ng/mL、5.4 ng/mL。谷氨酸脱羧酶抗体、胰岛素抗体、胰岛细胞抗体均为阴性。头颅 MRI：右侧大脑中动脉闭塞，考虑右侧基底节区急性脑梗死。颈部血管彩超、下肢血管彩超未见异常。超声心动：左室肥厚，左室舒张功能减低。腹部 B 超：中度脂肪肝。眼底检查提示双视网膜动脉硬化，无糖尿病视网膜病变表现。

[入院诊断]

①急性脑梗死（右侧基底节区）；②2 型糖尿病伴血糖控制不

良；③高血压病 3 级（很高危）；④高血压性心脏病、左室肥厚；⑤高脂血症；⑥肝功能异常；⑦高同型半胱氨酸血症；⑧脂肪肝（中度）；⑨肥胖症。

[诊疗过程]

给予拜阿司匹林、氯吡格雷联合抗凝，观察双抗期间有无出血倾向，给予质子泵抑制剂口服保护胃黏膜，21 天后改为单药物抗凝，立普妥降脂，易善复、护肝宁保肝，拜新同降压，力平之降脂，依达拉奉、舒血宁、前列地尔改善脑循环及脑细胞代谢。患者糖化血红蛋白高，入院后监测血糖，空腹在 10～12 mmol/L，餐后血糖在 12～15 mmol/L，给予生物合成人胰岛素（诺和灵 R，早 10 U、午 8 U、晚 8 U；诺和灵 N，睡前 10 U）皮下注射降糖治疗，空腹血糖可控制在 8～9 mmol/L，餐后控制在 9～11 mmol/L。患者发病 10 天后神经系统临床症状无进展，病情稳定，患者不能耐受多次注射胰岛素，且血糖仍未达标，结合患者体重指数高、进食量大特点，给予二甲双胍（格华止）、GLP1 类似物（利拉鲁肽）联合降糖治疗。GLP1 类似物（利拉鲁肽）起始剂量为 0.6 mg/d 皮下注射，患者食欲较前下降，无恶心、呕吐等不良反应，空腹血糖及餐后血糖仍在 10 mmol/L，1 周后利拉鲁肽增至 1.2 mg/d，给予格华止500 mg，每日 3 餐前及睡前口服。

[治疗后转归]

经过 4 周治疗，患者左侧肢体肌力恢复至 Ⅴ 级，左上肢及左手活动自如，左下肢行动略笨拙，血压控制在 130/70 mmHg，监测血糖0AM/9AM/1PM/7PM/9PM：5.2 mmol/L、7.3 mmol/L、6.8 mmol/L、7.1 mmol/L、6.0 mmol/L，食欲下降，日主食量约 200 g，无低血糖、恶心、呕吐、腹痛、腹泻等不良反应。复查血生化：总蛋白

55. 0 g/L，白蛋白 40. 0 g/L，TC 5. 2 mmol/L↑，TG 2. 67 mmol/L↑，LDL - C 2. 7 mmol/L，UA 318 μmol/L，ALT 23 U/L，AST 30 U/L，rGT 22. 0 U/L。血同型半胱氨酸：10. 0 μmol/L，生化指标均较前改善。4 周患者体重下降约 10 kg。

病例讨论

　　患者特点为血糖高、肥胖、食欲亢进，TG 显著升高，高血压、脑血管病急症入院。目前多项临床研究显示，单一口服降糖药物（如二甲双胍）治疗失效后加用 GLP - 1 激动剂或类似物有效。患者多次皮下注射胰岛素依从性差，故治疗上给予格华止联合 GLP - 1 类似物（利拉鲁肽）降糖，不仅达到了安全平稳有效地降糖目标，同时有利于减重、降低 TG、改善血压及预防心脑血管疾病。

　　胰高糖素样肽 1（glucagon - like peptide 1，GLP - 1）是一种生理性肽类肠道激素，主要由回肠末端、结肠和直肠中的神经内分泌细胞 L 细胞分泌。胰岛素分泌不足及胰岛 β 细胞进行性衰退是糖尿病发病的重要机制，GLP - 1 的促胰岛素分泌的作用依赖于血浆葡萄糖的浓度，进食状态下 GLP - 1 可促进胰岛素分泌，可能机制与膜电位敏感性钙通道开放、与 β 细胞特异性受体结合激活腺苷酸环化酶、影响离子通道导致膜去极化等有关，从而促进胰岛素的分泌，空腹状态下则没有促胰岛素分泌的作用，因此，GLP - 1 很少发生低血糖，临床使用安全性高。经多项临床研究显示，GLP - 1 具有促进 β 细胞的再生，抑制细胞凋亡的作用。GLP - 1 也通过降低胰高糖素的分泌来降低血糖。已发现胰岛 α 细胞和 D 细胞表面有GLP - 1 受体，可能是通过直接抑制胰岛 α 细胞和刺激生长抑素及胰岛素分泌的间接机制来进行的。GLP－1通过直接抑制胃排空以减弱进餐造成的血糖波动，还可抑制胃酸分泌。部分动物实验发现，中枢神经系统中的多个部位有GLP－1受体存在，但主要位于丘脑，在鼠脑室内注入GLP－1可抑制食物及水的摄入，故应用GLP－1类似物可抑制患者食欲，降糖的同时，降低体重。

专家点评

2型糖尿病患者往往合并多重危险因素，如高血压、脂代谢紊乱等，增加患者不良结局的风险，因此2型糖尿病患者需要强调综合管理，治疗上不仅要综合考虑血糖、血压和血脂水平的管理，还应避免体重增加和低血糖发生。多项对照前瞻性研究荟萃分析、LEDA系列研究、GetGoal系列研究、DURATION系列研究、ELIXA研究、EXSCEL研究等显示GLP1激动剂在降糖治疗中是安全有效的，同时在降低体重、降脂降压、心血管保护等方面均有效果。本例患者存在高血压、血脂代谢紊乱、高血糖等多重危险因素，因急性脑血管病不良事件入院，基于GLP－1的多重效应，早期使用以GLP－1为基础的降糖治疗方案，除了全面有效安全降糖、控制患者体重之外，长期使用还可带来其他多重获益。

参考文献

1. 中华医学会糖尿病学分会. 中国2型糖尿病防治指南（2017年版）[J]. 中华糖尿病杂志, 2018, 10 (1): 4 - 67.

2. 纪立农, 邹大进, 洪天配, 等. GLP－1受体激动剂临床应用专家指导意见 [J]. 中国糖尿病杂志, 2018, 26 (5): 353 - 361.

3. 于媚, 叶真. 高糖素样肽1用于糖尿病的研究进展 [J]. 现代中西医结合杂志, 2009, 18 (15): 1818 - 1819.

病例 22
老年 2 型糖尿病患者
胰岛素泵强化治疗

病例介绍

患者，男，78 岁。主因"2 型糖尿病病史 30 余年，血糖控制不良 1 个月"入院。

现病史：患者 30 余年前发现血糖升高，空腹血糖 9 mmol/L，经 OGTT 试验、谷氨酸脱羧酶抗体等检查，诊断"2 型糖尿病"，长期口服二甲双胍 500 mg（每日 3 次）、阿卡波糖 100 mg（每日 3 次），空腹血糖控制在 6~7 mmol/L，餐后血糖在 8~9 mmol/L，尿中间断泡沫，双眼视物模糊，偶感双足背麻木，近 1 个月监测空腹血糖可达 13 mmol/L，无多饮、多食、多尿及体重下降，入院。

既往史：冠心病病史 10 年，无胸闷、胸痛；脑梗死病史 5 年，无后遗症；高血压病史 5 年，最高血压 180/90 mmHg。无吸烟饮酒史。

[体格检查]

血压 130/80 mmHg，BMI 23.4 kg/m²。神志清，心肺腹未见阳性体征，双足背动脉搏动减弱，双下肢针刺痛觉减退，双胫前皮肤色素沉着，无脱屑、瘙痒、破溃等。四肢肌力 V 级，肌张力正常，双侧 Babinski 征（－）。

[辅助检查]

血常规、尿便常规未见异常。血生化：TG 1.9 mmol/L↑，TC 4.0 mmol/L，LDL－C 3.7 mmol/L↑，肌酐：80 μmol/L，UA 320 μmol/L。空腹血糖 10.0 mmol/L↑，餐后 2 h 血糖 12～18 mmol/L↑，糖化血红蛋白9.0%↑。心电图：窦性心律，T 波改变。双下肢血管彩超：双下肢动脉硬化伴斑块形成。眼底检查：糖尿病视网膜病变（Ⅱ期）。尿微量白蛋白：230 mg/L，尿微量白蛋白/肌酐：4.0 mg/mmol，提示糖尿病肾病（Ⅲ期）。腹部 B 超、超声心动图未见异常。双下肢肌电图检查：双下肢周围性神经损伤。

[入院诊断]

①2 型糖尿病伴血糖控制不良、糖尿病周围神经病变、糖尿病视网膜病变（Ⅱ期）、糖尿病肾病（Ⅲ期）；②冠状动脉粥样硬化性心脏病、稳定性心绞痛；③陈旧性脑梗死；④高血压3级（很高危）。

[诊疗过程]

糖尿病健康教育，饮食控制，适当运动，继续抗凝、扩冠及降脂治疗，口服阿卡波糖100 mg（每日3次）、二甲双胍500 mg（每日4次）降糖，腺苷钴胺肌内注射营养神经，口服金水宝控制尿微量白蛋白。监测空腹血糖在 9～11 mmol/L，餐后血糖在 11～13 mmol/L，目前口服两种降糖药物最大剂量仍不能使血糖达标，调整降糖方案，给予生物合成人胰岛素诺和灵 R（早8 U、中6 U、晚6 U)、诺和灵N（6 U 睡前）皮下注射降糖，期间复查胰岛功能试验：C 肽水平0 h/1 h/2 h：1.2 ng/mL、1.5 ng/mL、1.4 ng/mL。胰岛β细胞分泌功能不良，谷氨酸脱羧酶抗体、胰岛素抗体、胰岛细胞抗体均阴性。根据血糖水平调整胰岛素剂量，患者空腹血糖为9 mmol/L，餐后血糖在10～13 mmol/L，使用胰岛素总量为42 U（诺和灵R早12 U、中10 U、晚10 U，诺和灵N睡前10 U），患者多次注射胰岛素不耐受，故给予胰岛素泵强化治疗（门冬胰岛素）。每日胰岛素总量的设定：门冬胰岛素用量与用泵前的胰岛素总量相同。每日胰岛素总量分为两部分，一部分用于提供胰岛素基础量；另一部分则用于提供胰岛素餐前追加量，基础量和餐前追加量各占50%。胰岛素追加量的设定：将总的餐前追加量分成三等分，分别于三餐前皮下注射。患者胰岛素泵胰岛素基础剂量为21 U，餐前总量为21 U，三餐前追加量均为7 U皮下注射。监测患者8次血糖情况，调整基础量及餐前追加剂量。

[治疗后转归]

使用胰岛素泵强化治疗2周，患者血糖下降明显，空腹血糖7～8 mmol/L，餐后血糖9～11 mmol/L，无低血糖等不良反应，患者购买胰岛素泵出院后继续使用。6个月后随访：空腹血糖7.0～8.5 mmol/L，餐后血糖8.0～10.0 mmol/L，糖化血红蛋白7.2%，无低血糖反应。血生化：TG 1.5 mmol/L，TC 4.2 mmol/L，LDL－C 2.56 mmol/L，肌酐：78 μmol/L，UA 289 μmol/L，尿微量白蛋白154 mg/L，尿微量白蛋白/肌酐2.1 mg/mmol。

病例讨论

患者特点慢性基础病多，糖尿病长病程（>10年）、血糖控制不佳、存在多个糖尿病慢性并发症，包括胰岛在内的多个脏器功能低下。长期血浆葡萄糖水平偏高对全身各系统、器官均会存在不良反应，但如果血糖降得过快、过低，又易造成重要脏器供能不足，甚至引起昏迷、猝死，所以在进行血糖调整治疗时，既要尽快减少高血糖对机体的不良作用，又要注意保持平稳降糖，而且控制血糖目标值应较正常值高些。针对本患者，我们选择胰岛素强化治疗，将血糖目标值定位为空腹血糖<7.5 mol/L，餐后血糖<11.1 mmol/L。普通的胰岛素强化治疗，使用注射器或胰岛素笔，多次注射增加了患者的痛苦，降低了依从性，加之注射部位不固定，如果所用剂型为精蛋白锌胰岛素则吸收不稳定，会导致血糖不稳。胰岛素泵强化治疗的优势即减少痛苦、提高依从性、减少低血糖症的发生，当控制并稳定血糖后，除了能延缓并发症出现及进展外，还能缓解长期高血糖对胰岛细胞的毒性作用，部分恢复其分泌功能，同时增加体内胰岛素受体对胰岛素的敏感性，减少胰岛素用量。

专家点评

胰岛素强化治疗是指每天多时段监测血糖值，并根据血糖值选择胰岛素注射量，以达到平稳控制血糖的目的治疗。多项大型临床研究荟萃分析显示，强化血糖控制可以使大血管事件发生率降低9%，心肌梗死发生率降低15%，能大幅度减少1型糖尿病和2型糖尿病的并发症（糖尿病性视网膜病变、肾脏病变和神经病变），这已被美国和英国糖尿病血糖控制与并发症预防（DCCT）的研究结果所证实。胰岛素泵强化治疗是胰岛素强化治疗最方便、最有效的手段，其优越性是显而易见的。它模拟胰岛 β 细胞的生理功能，持续给予胰岛素基础量，使血糖全天保持稳定，不同餐前注射不同量的胰岛素可避免餐后高血糖，个性化的夜间剂量可防止夜间低血糖和黎明现象，从而避免了急性并发症，尽可能减少长期并发症。在发达国家胰岛素泵强化治疗已广泛应用于糖尿病的治疗，在我国也将逐渐普及。对于处于应激状态的糖尿病患者，尤其是老年患者，应激性高血糖往往无法控制，而胰岛素泵强化治疗则不失为一种安全有效的控制血糖的手段。

本例为老年患者，患有心脑血管疾病，糖尿病长病程，联合口服两种最大剂量降糖药物血糖仍未达标（HbA1c≥9%），为启动胰岛素强化治疗的适应证。入院后查胰岛 β 细胞功能严重受损，应长期补充外源性胰岛素进行降糖治疗，故患者长期使用胰岛素泵降糖，模拟了胰岛 β 细胞的生理功能，有效降糖，同时改善了糖尿病患者的预后及临床转归。

参考文献

1. 中国老年医学学会老年内分泌代谢分会，国家老年疾病临床医学研究中心（解放军总医院），中国老年糖尿病诊疗措施专家共识编写组. 中国老年 2 型糖尿病诊疗措施专家共识（2018 年版）[J]. 中华内科杂志，2018，57（9）：626 – 641.
2. 李延兵，马建华，母义明. 2 型糖尿病短期胰岛素强化治疗临床专家指导意见[J]. 药品评价，2017，14（9）：5 – 12，26.

笔记

病例 23
动态血糖监测用于反复
低血糖的老年 2 型糖尿病

病例介绍

患者，女，75 岁。主因"2 型糖尿病史 20 余年，间断心悸伴血糖控制不良 1 个月"入院。

现病史：患者 20 余年前发现血糖升高，空腹血糖 9 mmol/L，经 OGTT 试验、谷氨酸脱羧酶抗体等检查，诊断为"2 型糖尿病"。先后口服二甲双胍、拜糖平等药物，血糖控制良好，近 1 年因血糖控制不良（具体不详）改用胰高血糖素样肽－1（GLP－1）类似物（利拉鲁肽）1.2 mg（每日 1 次），格列齐特 120 mg（每日 1 次），二甲双胍（850 mg/片）中晚餐前各 1 次降糖。近 1 个月监测空腹血糖在 10 ~ 11 mmol/L，餐后 2 h 血糖在 11 ~ 15 mmol/L，间断感心悸，多于餐前出现，未及时测血糖，入院。

既往史：高血压病史 20 年，最高血压 190/90 mmHg；冠心病病史 10 年，无胸闷、胸痛；高脂血症病史 5 年，长期口服他汀类降脂；胆囊结石、脂肪肝病史多年；无吸烟饮酒史。

[体格检查]

血压 130/80 mmHg，BMI 24.5 kg/m^2。神志清，心肺腹未见阳性，双足背动脉搏动良好，双下肢痛温觉及震动觉对称，双胫前皮肤少量色素沉着，无脱屑、瘙痒、破溃等。双侧 Babinski 征（－）。

[辅助检查]

血常规、尿便常规未见异常，血生化：TG 3.62 mmol/L↑，TC 3.78 mmol/L，LDL－C 1.86 mmol/L，肌酐 62 μmol/L，UA 256 μmol/L，空腹血糖 10.0 mmol/L↑，餐后 2 h 血糖 12～16 mmol/L↑，糖化血红蛋白 6.7%↑。尿微量白蛋白 230 mg/L↑，尿微量白蛋白/肌酐 3.43 mg/mmol↑，提示糖尿病肾病Ⅲ期。馒头餐测胰岛功能：胰岛素 0 h/1 h/2h/3 h：17.6 μU/mL、17.5 μU/mL、28.1 μU/mL、73.3 μU/mL，C 肽水平 0 h/1 h/2 h/3 h：5.26 ng/mL、4.86 ng/mL、5.86 ng/mL、10.38 ng/mL，胰岛功能受损，胰岛素分泌高峰后延，符合 2 型糖尿病分泌特点。心电图：窦性心律，T 波改变。双下肢血管彩超：双下肢动脉硬化伴斑块形成。眼底检查：玻璃体混浊，双白内障。腹部 B 超：中度脂肪肝，胆囊多发结石。超声心动未见异常。动态心电图：窦性心律；心率 63～85 次/分，房性期前收缩 123 次/24 h，T 波改变。双下肢肌电图检查未见周围神经损害。

[入院诊断]

①2型糖尿病伴血糖控制不良、糖尿病肾病（Ⅲ期）；②冠状动脉粥样硬化性心脏病、稳定性心绞痛、心律失常：房性期前收缩、心功能Ⅱ级（NYHA分级）；③高脂血症；④高血压3级（很高危）；⑤脂肪肝（中度）；⑥胆囊结石；⑦双白内障。

[诊疗过程]

糖尿病健康教育，饮食控制，适当运动，继续给予阿司匹林肠溶片抗血小板、硝酸酯类扩冠、氯沙坦钾降压同时减少尿蛋白；阿托伐他汀降脂；GLP-1类似物（利拉鲁肽）1.2 mg，每日1次，皮下注射；格列齐特改为格列美脲2 mg，每日睡前1次；二甲双胍850 mg/片，中晚餐前各1次降糖；腺苷钴胺1.5 mg/d肌内注射营养神经；口服金水宝控制尿微量白蛋白。

监测空腹血糖在9~11 mmol/L，餐后血糖在11~13 mmol/L，血糖仍控制不佳，间断心悸、出汗，无晕厥、黑蒙等，上述症状多于晚餐前出现，测血糖偏低，最低达3.9 mmol/L，停用午晚餐前二甲双胍（850 mg），给予午晚餐前二甲双胍（500 mg），每次1片，测空腹血糖仍在10.0 mmol/L，测凌晨2:00血糖4.0 mmol/L，结合患者反复调整降糖药物，甚至增加剂量后空腹血糖仍居高不下，午后血糖低，日间血糖波动性大，故给予动态血糖监测仪监测24 h血糖波动情况（图23-1），结果发现患者存在夜间低血糖，晨起血糖逐渐升高，午后血糖逐渐降低，考虑患者早晨及上午血糖高的原因为夜间低血糖后的高血糖反应，由于患者夜间为睡眠状态，故不能感知低血糖症状。治疗上应减少降糖药物剂量，尤其是晚餐后及睡前的降糖药物，同时继续监测血糖。停用睡前格列美脲2 mg、晚餐前二甲双胍 500 mg。

日趋势图 (含动态葡萄糖图谱)
2018年1月25日~2018年2月8日(15天)

预估糖化血红蛋白6.6%或49mmol/mol

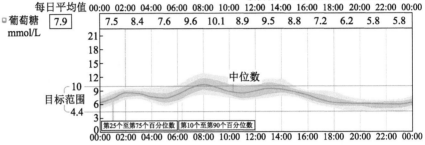

每日葡萄糖总结
2018年1月25日~2018年2月8日(15天)

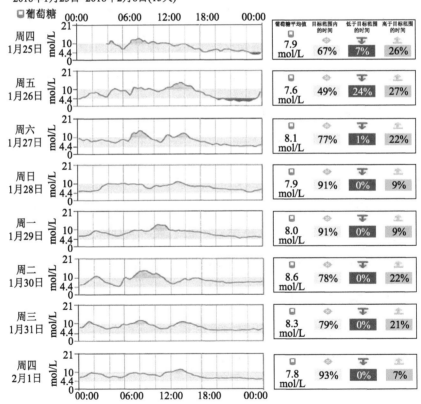

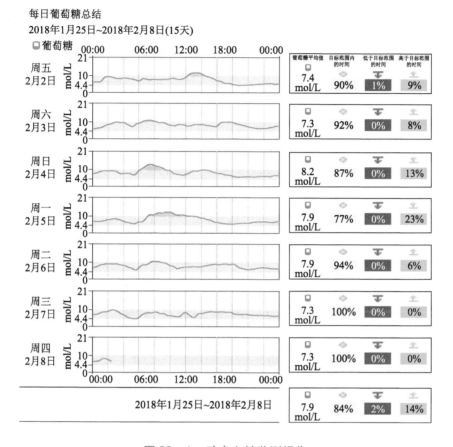

图 23 -1　动态血糖监测报告

[治疗后转归]

降糖药物减少后，监测空腹血糖在6~7 mmol/L，餐后血糖在8~10 mmol/L，血糖明显好转，动态血糖监测显示患者血糖在目标血糖控制范围内的时间为99%~100%，低于目前血糖范围的时间为0，提示无低血糖反应，高于目标血糖的时间较前减少。

[随访]

3个月后复查，空腹血糖在5.6~6.5 mmol/L，餐后在8~10 mmol/L，糖化血红蛋白6.5%，无心悸等低血糖反应。复查血生化：TG 2.1 mmol/L↑，TC 3.22 mmol/L，LDL - C 1.86 mmol/L，尿微量

白蛋白 160 mg/L，尿微量白蛋白/肌酐 2.0 mg/mmol，较前改善。

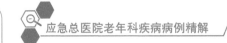 病例讨论

　　毛细血管与器官组织细胞的联系在于组织间液。组织间液内葡萄糖的积聚是糖尿病患者血糖升高的基本发病机制。持续葡萄糖监测（continuous glucose monitoring，CGM）是指通过葡萄糖传感器监测皮下组织间液的葡萄糖浓度变化的技术，与自我血糖监测（self - monitoring of blood glucose，SMBG）相比，CGM 可以提供更全面的血糖信息，了解血糖波动的趋势，发现不易被传统监测方法所检测到的高血糖和低血糖。CGM 主要由葡萄糖传感器、发射器、记录仪或显示器、传感器辅助植入装置和分析软件等部分组成。大多数为应用电化学反应原理，通过固定在传感器上的生物酶（如葡萄糖氧化酶），经植入到皮下组织中，测量组织间液中的葡萄糖浓度。目前，CGM 技术根据在使用过程中能否即时显示监测结果，可分为回顾性 CGM 和实时 CGM。

　　回顾性 CGM 主要适用于以下患者或情况，包括：①1 型糖尿病。②需要胰岛素强化治疗（如每日 3 次及以上皮下胰岛素注射治疗或胰岛素泵强化治疗）的 2 型糖尿病患者。③在 SMBG 的指导下使用降糖治疗的 2 型糖尿病患者，仍出现下列情况之一：无法解释的严重低血糖或反复低血糖、无症状性低血糖、夜间低血糖；无法解释的高血糖，特别是空腹高血糖；血糖波动大；出于对低血糖的恐惧，刻意保持高血糖状态的患者。④妊娠期糖尿病或糖尿病合并妊娠。⑤患者教育：CGM 可以帮助患者了解饮食、运动、饮酒、应激、睡眠、降糖药物等导致的血糖变化，因此可以促使患者选择健康的生活方式，提高患者依从性，促进医患双方更有效的沟通。

 笔记

⑥其他特殊情况，如合并胃轻瘫的糖尿病患者、特殊类型糖尿病、伴有血糖变化的内分泌疾病等。

实时性CGM主要适用于以下患者或情况：①糖化血红蛋白<7%的儿童和青少年1型糖尿病患者，使用实时CGM可辅助患者HbA1c水平持续达标，且不增加低血糖发生风险。②HbA1c≥7%的儿童和青少年1型糖尿病患者中，有能力每日使用和操作仪器者。③有能力日常使用的成人1型糖尿病患者。④非重症监护室使用胰岛素治疗的住院2型糖尿病患者，使用实时CGM可以减少血糖波动，使血糖更快、更平稳达标，同时不增加低血糖风险。⑤围手术期的2型糖尿病患者，使用实时CGM可以帮助患者更好地控制血糖。

回顾性CGM由于是盲测，更能客观反映患者血糖变化波动的规律，实时CGM技术在提供即时葡萄糖信息的同时也提供高、低血糖报警、预警功能，协助患者进行即时血糖调节。有循证医学证据表明，在实时CGM指导下进行血糖管理，可以达到更好的降糖效果，且HbA1c水平的下降幅度与CGM的使用频率呈正相关。2016年CFDA批准上市的扫描式葡萄糖监测系统，兼具回顾性CGM及实时CGM系统的核心功能，由传感器、扫描检测仪和数据分析软件三部分组成，无须毛细血管血糖校准，最长可以佩戴14天，通过监测组织间液的葡萄糖水平，定性和定量地反映患者血糖水平及血糖波动的特征。

本例患者为老年患者，基础病多，糖尿病病程长，伴多个并发症，因血糖高、反复心悸入院。入院后增加降糖药物种类及剂量后血糖控制不佳，日间血糖波动大，故给予动态血糖监测明确患者血糖波动情况，选用的仪器为扫描式葡萄糖监测仪，结果发现患者低于目标血糖（4.4～10.0 mmol/L）范围的时间>12%，最高达

24%，而高于目标血糖时间最高达 27%，血糖波动大，波动幅度 > 3.9 mmol/L，根据患者动态血糖监测情况考虑晨起及上午血糖高与夜间血糖低、低血糖反应有关，治疗应减少降糖药物用量。根据后续动态血糖监测，在减少降糖药物后患者血糖趋于平稳，无心悸、出汗等低血糖不良反应，晨起及上午血糖下降。

专家点评

老年 2 型糖尿病患者的机体耐受力和血糖调节能力均有限，在降糖诊疗方案中极易发生血糖波动，治疗不当甚至可能危及生命，而血糖监测是糖尿病管理中的重要组成部分，血糖监测的结果有助于评估糖尿病患者糖代谢紊乱的程度，制定合理的降糖方案，随访病情的变化，以及指导治疗方案调整。患者进行自我血糖监测（SMBG）是血糖监测的基本形式，而糖化血红蛋白是评估血糖控制的传统方法，反映 3 个月血糖控制平均水平的金标准。但不论是HbA1c 还是 SMBG，自身都存在一定的局限性，对于治疗调整后的血糖评估存在"延迟效应"，不能反映出可能导致与微血管、大血管并发症有关的日内及日间血糖波动趋势情况，因此，持续葡萄糖监测（CGM）技术成为传统血糖监测方法的有效补充，并逐渐在临床上得到推广和应用。由于技术发展，本例使用的葡萄糖传感器小巧，佩戴方便，不影响任何生活，可以连续半个月监测，对于发现患者的血糖变化规律，协助制定降糖方案有很大帮助。临床上规范合理应用 CGM 技术，以更好地服务于临床诊疗工作的关键在于使用该技术应有明确的临床诊疗目的，要严格掌握适应证，对监测结果要出具正式规范的监测报告，并充分利用监测结果指导临床实践。

本例患者为老年人，本次血糖高、心悸为低血糖所致，但在动态血糖监测前曾增加降糖药物剂量及种类，造成患者低血糖症状出现的频率增加、程度加重，因此，在临床诊疗方案中，对于血糖控制不佳的老年患者，在积极控制血糖调整降糖药物同时，应注意鉴别有无低血糖症，防止误诊、漏诊，防止盲目增加降糖药物以致患者死亡风险上升。

参考文献

1. 中华医学会糖尿病学分会. 中国持续葡萄糖监测临床应用指南（2017年版）[J]. 中华糖尿病杂志, 2017, 9（11）: 667 - 675.

2. 国外内分泌相关专家小组. 2017国际共识：动态血糖监测 [J]. Diabetes Care, 2017, 40（12）: 1631 - 1640.

笔记

病例 24
老年肺炎伴发高血糖高渗综合征

病例介绍

患者，男，81 岁。主因"神志恍惚、不能进食 2 周"入院。

现病史：患者 2 周前无诱因逐渐出现神志恍惚，呼之可睁眼，可回答简单问题，进食量少，日主食量不足 100 g，无恶心、呕吐及腹痛，无口渴、多饮，无发热，无咳嗽、咳痰及咯血，无胸闷、胸痛，无肢体活动及感觉障碍，无尿便失禁，尿量较前减少，每日 500 ~ 700 mL，为进一步诊治入院。

既往史：2 型糖尿病病史 5 年，口服阿卡波糖 50 mg（每日 3 次）降糖，空腹血糖在 6 ~ 7 mmol/L，餐后 2 h 血糖在 8 ~ 10 mmol/L，尿中无泡沫、无四肢麻木、视力下降等。阿尔茨海默病、脑梗死病史 10 年，饮水呛咳，日常生活基本自理。无烟酒嗜好。无药敏史。

笔记

[体格检查]

体温36.5 ℃，血压105/60 mmHg，心率90次/分，体重50 kg，BMI 19.2 kg/m²。双肺呼吸音低，双肺底可闻及少许湿性啰音，无哮鸣音，心腹（－）。双下肢不肿，四肢皮肤干燥，弹性差，四肢皮温低。神经系统体格检查：嗜睡，定向力、计算力检查不能配合，双侧瞳孔等大等圆，对光反射灵敏，伸舌不配合，四肢肌力Ⅴ级，肌张力低，双下肢痛温觉、震动觉对称，双侧Babinski征（－），脑膜刺激征（－）。

[辅助检查]

血常规：WBC 14.0×10^9/L↑，HGB 130 g/L。血生化：前白蛋白0.1 g/L↓，总蛋白50 g/L↓，白蛋白25 g/L↓，血钾3.5 mmol/L，血钠180.3 mmol/L↑，血氯140.8 mmol/L↑，血乳酸1.5 mmol/L，BUN 20.2 mmol/L↑，肌酐：随机血糖30.0 mmol/L↑，血浆渗透压＝417.8 mmol/L↑[血浆渗透压 mmol/L＝$(Na^+ + K^+) \times 2 + BS + BUN$]，有效血浆渗透压＝397.6 mmol/L↑[血浆有效渗透压 mmol/L＝$(Na^+ + K^+) \times 2 + BS$]，尿常规：比重1.020，尿糖（＋＋＋＋），白细胞（－），酮体（－）。糖化血红蛋白：7.8%↑。尿微量白蛋白、尿微量白蛋白/肌酐正常。血气分析：pH 7.35，PO_2 90 mmHg，PCO_2 35 mmHg，HCO_3^- 17 mmol/L↑。由于患者不能完成馒头餐试验，故胰岛功能检查未做。肺CT：双下肺渗出性病变。头颅CT：多发脑梗死，未见新发梗死及出血灶。

[入院诊断]

①高血糖高渗性综合征（hyperglycemic hyperosmolar syndrome，HHS）；②2型糖尿病；③双侧肺炎；④阿尔茨海默病；⑤多发脑梗死；⑥营养不良；⑦低蛋白血症。

[诊疗过程]

心电监护生命体征，记录出入量。

①补液，恢复血容量：留置胃管，鼻饲补液，同时适当静脉补液。HHS 患者失水量为体重的 10% ～12% 或根据公式计算，失水量 = 病前体重（kg）×0.6 ×0.25 ×1000。患者总失水量 7500 mL。第 1 h 补液速度为 15 ～20 mL/（kg·h），一般为 1 ～1.5 L，本患者老年人，适当减少补液量及速度，防止诱发或加重心力衰竭，所以第 1 h 补液量为 600 mL（静脉滴注等渗盐水，同时胃管注入温水），第 1 个 24 h 总补液量为 4500 mL，约失水量的 60%。血钠降至 150 mmol/L 以下后输液速度减慢。

②降糖：血糖升高明显，起始给予生物合成人胰岛素（诺和灵 R）以 0.1 μ/（kg·h）速度静脉泵入，血糖降低至 16.7 mmol/L 以下时静脉输注葡萄糖 + 短效胰岛素（比例为 4∶1 ～3∶1），停用静脉滴注补液后，改为皮下注射胰岛素降糖治疗。

③抗感染：给予氨溴索注射液静脉滴注化痰，头孢唑肟 2 g（每日 2 次）静脉滴注抗感染，乙酰半胱氨酸溶液 3 mL，每日 2 次，雾化吸入化痰治疗。患者抗感染治疗 1 周，痰培养可见白色念珠菌及少量真菌孢子，给予氟康唑静脉滴注抗真菌治疗。

④保证电解质平衡：患者纠正失水后血钾降低，为 3.2 mmol/L，尿量每日约 1200 mL，给予静脉滴注补钾治疗。

⑤保证营养及热量：请营养专科会诊，患者为卧床老年人，每日热量摄入量为 20 ～25 kca/（kg·d），故患者热量需求为 1250 kca/d，根据应摄入热量指导患者静脉滴注补液量、经口进食量及种类。

[治疗后转归]

经 10 余天积极救治，末次血钠 135.0 mmol/L，血钾 4.0 mmol/L，

BUN 10.0 mmol/L。血气分析：pH 7.45，PO_2 95 mmHg，PCO_2 35 mmHg，HCO_3^- 12 mmol/L。空腹血糖在 8～9 mmol/L，餐后 2 h 血糖在 10.0 mmol/L，血浆有效渗透压降至 265 mmol/L，血常规：WBC $7.0×10^9$/L，肺部感染控制，体温正常，患者神志转清，回答切题，生命体征平稳。

病例讨论

HHS 是高血糖危象之一，也是糖尿病急性并发症之一，在 1 型糖尿病和 2 型糖尿病患者均可发生，老年 2 型糖尿病患者中更常见，病死率高，预计有 10%～20%。HHS 的发病机制为循环中有效胰岛素不足及胰岛素拮抗激素（如儿茶酚胺、皮质醇、生长激素、胰高血糖素）的增高，进而使肝肾的糖异生增加，同时外周组织的糖利用减少，导致细胞外液的血糖水平及渗透压均增高。临床表现为高血糖引起的症状（如多尿、烦渴、疲劳、视力障碍）和体征（肥胖、黑棘皮病、糖尿病性皮肤病），以及随后的高渗脱水（包括虚弱、厌食、体重减轻、腿抽筋、眩晕、混乱、嗜睡、皮肤黏膜干燥，皮肤弹性差，四肢发凉，低血压和心动过速、休克等）。症状持续时间平均 12 天。通常胃肠道症状是缺如的，恶心、呕吐可能不存在，所以当腹痛为突出症状时，应该查找诱发因素或并发症（如肠系膜缺血的 HHS）。

HHS 可有不同程度的神经精神系统异常变化，如单侧或双侧局灶性运动或感觉缺失、失语、肌阵挛、舞蹈病、震颤和 Babinski 征阳性。15% 患者发生癫痫，大多数是局灶性癫痫，为间歇或连续的（部分性癫痫连续）。有 10% 患者发生昏迷。相关并发症有脑水肿、血栓形成、血管栓塞等。意识的改变是因为与大脑相关的细胞内脱水、神经递质水平变化,进而导致缺血所致。HHS常见的诱因为感染、心脑血管意外、外伤、手术等,其中最常见的诱因为肺炎和泌尿道感染。

HHS的诊断标准为:①血糖≥33.0 mmol/L;②血浆有效渗透压>320 mmol/L [血浆有效渗透压的计算公式:$2 \times (Na^+ + K^+)$ (mmol/L) + 血糖(mmol/L)]。

补液是HHS治疗的首要手段。目前多主张先补等渗盐水,有利于恢复血容量,防止出现血渗透压下降过快引起的细胞水肿,尤其是脑水肿。对血压正常或偏低、血钠<150 mmol/L的患者,先用等渗液补充血容量和维持血压,若血容量恢复,血压上升而血浆渗透压仍不下降时改用低渗液(0.45%氯化钠注射液)。对血压正常,血钠>150 mmol/L的患者,可开始即用低渗液,如无此液,可用0.9%氯化钠注射液和5%的葡萄糖等量混合即可。补液中葡萄糖需按3 g糖加1 U胰岛素比例进行,可防止高氯高钠血症,又可较快降低血浆渗透压。对于休克或低血压,收缩压<80 mmHg的患者,除开始补等渗液体外,应间断输血浆或白蛋白等胶体溶液。纠正失水同时,积极给予胰岛素降低血糖,纠正电解质及酸碱平衡失调,同时积极寻找和消除发病诱因,防治并发症,降低病死率。

专家点评

本例患者为高龄男性,既往有糖尿病、阿尔茨海默病病史,长期进食呛咳,误吸易导致肺炎。肺炎为HHS最常见诱因,患者发病隐匿,无咳嗽、咳痰及发热等典型表现,同时感染可造成老年人食欲下降、脱水,血糖应激性升高,出现高血糖高渗状态,危及生命。因此针对老年糖尿病患者,应加强生活护理及日常情况观察,出现食欲不振、反应低下、淡漠、呕吐及腹泻等情况，应及时就医，对于出现 HHS 的患者，早期诊断早期治疗对其预后有积极作用。

　　HHS 是糖尿病急性代谢紊乱的另一种临床类型，以严重高血糖、高血浆渗透压、脱水为特点，无明显酮症酸中毒，患者常有不同程度的意识障碍或昏迷。好发于 50～70 岁的人群，男女无明显差异。病因包括感染应激、急性脑卒中、急性心肌梗死及摄水不足、失水过多等。老年人多见，尤其是口渴中枢敏感下降的老年患者。HHS 发病较慢，患者在起病前数天至数周可逐渐出现烦渴、多饮、多尿、乏力、食欲缺乏、神志改变等症状，早期常因为症状不明显而被忽视。

　　治疗方面，由于老年人常伴有不同程度的心肾功能不全，大量快速补液易引发心力衰竭、脑水肿而危及生命，因此，严密心肾功能监测，灵活使用等渗、低渗液静脉滴注和消化道补充可很快地缓解脱水和纠正离子紊乱。

　　HHS 的预后不佳，发病前有糖尿病多种并发症者，由严重感染、心肌梗死、脑血管意外等诱发的高渗性昏迷死亡率高，昏迷时间越长，死亡率越高。发病超过 4～6 h 就医者死亡率高。因此，早期的识别与诊断是抢救成功的关键因素。

参考文献

1. 中华医学会糖尿病学分会. 中国高血糖危象诊断与治疗指南［J］. 中华糖尿病杂志，2013，5（8）：449－461.

2. 郝明，匡洪宇. 高血糖高渗综合征的诊治［J］. 中华内科杂志，2016，55（10）：804－806.

病例25
老年甲状腺功能减退症危象
合并急性溶血性贫血

病例介绍

患者，男，75岁。主因"发现甲状腺功能减低20余年，颜面水肿、食欲下降、淡漠20余天"入院。

现病史：患者20余年前体检时发现甲状腺功能减低（具体不详），长期口服左甲状腺素（优甲乐），近2年服用优甲乐剂量为75 μg/d，自诉甲状腺功能检测各项指标正常，1个月前患者自行停药，近20天逐渐出现面色苍白、颜面部水肿，水肿为非可凹性，食欲下降明显，日主食量不足100 g，怕冷，出汗少，反应迟钝、淡漠，为进一步诊治入院。患者入院前2周反复咳嗽、咳痰，为少量白色黏痰，不易咳出，体温正常，间断伴胸闷，无胸痛。患者长期便秘，需口服或外用药物辅助通便，小便正常。体重无改变。

既往史：5 年前因前列腺增生行局部切除术。发现陈旧前间壁心肌梗死心电图 3 年，诊断"冠状动脉粥样硬化性心脏病、陈旧前间壁心肌梗死"。否认高血压、糖尿病、肾病等病史。无药物过敏史，吸烟史 40 余年，每日 40 支，饮酒史 40 余年，每日约 80 g 白酒。否认食物药物过敏史。

[体格检查]

体温 36.0 ℃，脉搏 60 次/分，呼吸 16 次/分，血压 113/65 mmHg。体重 50 kg。神志恍惚，思睡，睑结膜略苍白，咽部无充血，甲状腺略饱满，未扪及结节，双肺呼吸音粗，双下肺可闻及少许湿性啰音，右侧为著，无哮鸣音，心率 60 次/分，律齐，心音低钝，各瓣膜听诊区未及病理性杂音，腹软，全腹无压痛、反跳痛，肝脾肋下未触及，双下肢轻度非可凹性水肿，痛温觉对称，四肢肌力 V 级，肌张力略低，双侧 Babinski 征（－）。

[辅助检查]

入院前肺 CT：双肺间质性改变，右肺中叶肺大泡，双下肺渗出性改变，双侧少量胸腔积液。血常规：WBC 8.0×10^9/L，HGB 10.4 g/dL↓，血钾 4.10 mmol/L，钠 130.1 mmol/L↓，氯 96.0 mmol/L↓。尿常规、尿微量白蛋白、血沉、血凝、糖化血红蛋白正常。肿瘤标志物：CA12-5 126.1 U/mL↑，CA19-9 55.97 U/mL↑。血生化：TC 5.54 mmol/L↑，LDL－C 3.43 mmol/L↑，白蛋白 39.0 g/L↓，空腹血糖：4.5 mmol/L，肝肾功能、血尿酸正常。血气分析：pH 7.40，PO_2 62.0 mmHg↓，PCO_2 35 mmHg。乳酸脱氢酶 260 U/L↑，肌酸激酶 485 U/L↑，谷草转氨酶 77 U/L↑，肌酐 87 μmol/L，甲功五项：TSH（促甲状腺激素）72.14 μIU/mL↑，FT_3（游离三碘甲状腺原氨酸）＜1.000 pg/mL↓，F_4（游离四碘状腺原氨酸）：＜0.400 ng/dL↓。

痰培养：革兰氏阳性球菌90%。甲状腺B超：甲状腺饱满，内部弥漫性病变，回声不均匀。未查甲状腺相关抗体。心电图：窦性心律，$V_1 - V_3$ 为 QS 波，ST-T 改变。超声心动：老年性退行性心脏瓣膜病，EF 60%。腹部 CT：胆囊炎，右肾结石，少量心包积液。

[入院诊断]

①甲状腺功能减退危象；②甲状腺功能减退性肌炎；③双侧肺炎、双侧胸腔积液；④右肺肺大疱；⑤低蛋白血症；⑥高脂血症；⑦电解质紊乱：低钠低氯血症；⑧冠状动脉粥样硬化性心脏病、不稳定性心绞痛、陈旧性前间壁心肌梗死、心功能Ⅱ级（NYHA 分级）；⑨老年退行性心脏瓣膜病；⑩慢性胆囊炎；⑪右肾结石；⑫心包积液（少量）。

[诊疗过程]

①监测生命体征，给予保暖、增加营养支持、促胃肠动力通便等对症治疗。②去除诱因，抗感染：给予沐舒坦化痰、头孢唑肟抗感染。③补充甲状腺素：给予左甲状腺素片（优甲乐）口服补充甲状腺素 75 μg/d。④其他支持治疗：10% 氯化钠 20 mL，每日 3 次，口服纠正低钠低氯，琥珀酸亚铁、叶酸、维生素 B_{12} 口服补充造血原料纠正贫血。⑤基础病治疗：口服拜阿司匹林抗血小板聚集，患者间断胸闷，心电图提示陈旧前间壁心肌梗死，ST-T 改变，存在不稳定性心绞痛，给予硝酸异山梨酯注射液 50 μg/min 静脉滴注改善冠脉供血。肌酶升高明显，未给予降脂治疗。

患者住院期前期先后两次出现短暂意识丧失、双上肢强直，无口吐白沫、尿便失禁等，在监测生命体征的情况下，给予小剂量地西泮静推，症状数秒钟可缓解，查头颅 CT 提示多发腔隙性脑梗死，未见新发梗死及出血灶，未查脑电图，诊断考虑"继发性癫痫"，病因与患者重度甲状腺功能减退、低钠、脑缺血均相关。患者入院第7天静脉滴注头孢唑肟后突发寒战，体温升至38.0 ℃，轻微腹痛，伴腹肌紧张，排尿1次，尿量约300 mL，为酱油色。急查血常规：WBC $16.8 \times 10^9/L\uparrow$，HGB 9.0 g/dL↓，此后多次监测HGB最低降至5.4 g/dL，总胆红素120 μmol/L，间接胆红素75.6 μmol/L↑，直接胆红素44.4 μmol/L↑，以间胆升高为主，D-二聚体：10.7 mg/L↑，3P试验阴性，尿常规：RBC(++)，余未见异常。

直接抗人血球蛋白试验阳性，诊断"急性溶血性贫血"，病因考虑：①抗生素迟发性过敏反应。②感染诱发。③自身免疫性疾病。停用头孢类抗生素，给予糖皮质激素（地塞米松）5 mg，静脉滴注1次，适当补液，监测生命体征，葡醛内酯注射液静脉滴注保肝等治疗，发病第2天，患者尿色恢复正常，巩膜轻度黄染，体温正常，无腹痛，腹肌紧张较前明显好转。更换其他抗生素控制肺内感染，监测尿量及肾功能均正常。查抗核抗体、ANCA、ENA7项均未见异常。行骨髓穿刺一次明确溶贫病因，骨穿未见阳性结果。

[治疗后转归]

经补充甲状腺素、抗感染、扩冠等治疗，4周后复查甲功五项：TSH 6.59 μU/mL，FT_3 1.08 pg/mL，FT_4 0.67 ng/dL。患者未再出现癫痫发作，肺部感染明显好转，无明显咳嗽、咳痰，食欲睡眠良好，尿色正常。复查血常规：WBC $6.0 \times 10^9/L$，HGB 9.5 g/dL↓。血生化：TBIL 18.5 μmol/L，DBIL 4.5 μmol/L，IBIL 14.0 μmol/L，肌酐65 μmol/L。尿常规(-)。患者转血液科继续诊治，再次行骨髓穿刺未见骨髓象异常，冷抗体试验阳性，本型溶贫虽对激素治疗不敏感，但试用泼尼松40 mg/d起始剂量口服，2周后，患者贫血逐渐纠正，一般情况良好，激素逐渐减量至停用。

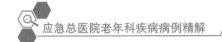

病例讨论

甲状腺功能减退危象（简称甲减危象），又称黏液水肿性昏迷，该病是内分泌领域致死率最高的急症之一，过去病死率高达 60%～70%，近来由于急救医学的迅速发展，国外报道病死率降至 20%～25%。因此，及时的诊断及治疗可以挽救约 3/4 的甲减危象患者生命。

甲减危象多发生于冬季，温度降低会减低通气的阈值。其他诱发因素包括肺炎、败血症、卒中、心血管疾病。一般临床症状包括低体温、低血压、皮肤干燥、毛发稀疏、声音嘶哑、胫前非可凹性浮肿、舌大、跟腱反射弛张期延迟等。同时严重甲状腺功能减退也可累及多器官系统，患者可有神志改变（如淡漠、嗜睡、昏睡、木僵及昏迷）神经精神系统可表现为记忆力减退、认知功能紊乱、抑郁甚至精神病等，25% 患者有局部或全身的癫痫发作。①累及消化系统，患者可表现为厌食、恶心、腹痛和便秘，可有腹胀，肠蠕动减少，甚至出现麻痹性肠梗阻和巨结肠。②累及心血管系统，患者可表现为舒张压升高，收缩压下降，脉压低，其原因是心脏收缩力减弱，心每搏量减少，心输出量减少，引起收缩压减低；血管内容量减少，外周血管收缩，阻力增加或心包积液等诸多因素导致舒张压升高。心电图异常表现非特异性，如心动过缓、低电压和 QT 延长。③累及呼吸系统，危象患者呼吸抑制是常见的，呼吸肌减弱无力和肥胖又会加剧低通气，呼吸抑制导致肺泡低通气，并进展到低氧血症，最后导致二氧化碳麻醉和昏迷。④累及肾脏，造成膀胱张力低、尿潴留等。远端小管水排泌减少和血浆抗利尿激素的不恰当分泌是低钠血症的原因。

实验室检查异常，包括低氧血症、低钠血症、低血糖、贫血、高胆固醇血症、乳酸脱氢酶和肌酸激酶升高、二氧化碳潴留等。老年患者免疫力低下，对感染的反应差，缺乏发热、出汗、心率快、白细胞升高等感染反应，感染诱发甲减危象时易被延误诊治。临床诊断上应仔细询问患者既往病史、用药情况，及可能出现的诱发因素，观察患者神志状态、临床表现，通过甲状腺功能等实验室检查来明确诊断。

治疗：一般治疗主要给予保暖、加强营养支持、通便等，同时改善患者神志状态，改善通气功能，纠正低氧血症、低血糖、电解质紊乱等，甲减危象关键性治疗为甲状腺素替代治疗，目前国际上通行的治疗方案主要分 T_3 和 T_4 两种。

对于存在意识丧失的患者，先选静脉滴注 L－T_4 200～400 μg 为负荷剂量，此后静脉滴注 1.6 μg/(kg·d)，如患者临床表现改善，神志转清，可口服或肠道内给药。昏迷患者甲状腺素转换为三碘甲状腺原氨酸可能会减少，故除了给 L－T_4 外，有条件可给予 L－T_3 静脉滴注，负荷剂量为 5～20 μg，随后每 8 h 静脉滴注 2.5～10 μg，老年人及有冠心病等病史者给药较低剂量。95% 以上的甲减是原发性的，但是仍然有不足 5% 的甲减是继发垂体或下丘脑病变引起的，这些患者常常合并肾上腺功能不足，而甲状腺激素治疗又会增加皮质醇清除而加剧肾上腺不足，所以通常需要同时补充糖皮质激素（静脉滴注氢化可的松 200～400 mg），然后缓慢减量。短期糖皮质激素治疗是安全的。

病情较轻无昏迷的患者可直接口服补充激素，国内的口服药物主要有左旋甲状腺素片和甲状腺片，均可作为甲减替代治疗。单纯使用甲状腺片抢救黏液水肿性昏迷患者起效快，但可能引起心律失常并发症，存在一定风险；使用甲状腺素片联合左旋甲状腺素片，起效时间及清醒时间介于单独使用甲状腺片或单独使用左旋甲状腺素片之间，风险较单独使用甲状腺素片小，起效较单独使用左旋甲状腺素片快，疗效好，平稳且成功抢救患者。左旋甲状腺素片起效较甲状腺片慢，并可能存在对左旋甲状腺素片无反应情况，由此可能延误病情导致患者抢救不成功，增加患者死亡风险。但参考近年各种文献及我国甲减诊治指南，推荐使用左旋甲状腺素片于黏液水肿性昏迷中抢救治疗。

本例患者入院时神志淡漠，无昏迷，除甲减危象对症、消除诱因等治疗外，对于激素的补充采用口服左甲状腺素的方式，结合患者年龄大，有冠心病、陈旧心肌梗死病史，左甲状腺素起始剂量应低，老年人约 $2.0\ \mu g/(kg \cdot d)$，总量约 $100\ \mu g/d$，但患者近期反复心绞痛，心电图 ST-T 改变，故减少左甲状腺素剂量的 $1/4 \sim 1/3$，为 $75\ \mu g/d$。

🔲 专家点评

本例患者为老年男性，既往有甲减多年，自行停药、肺部感染为诱因，出现颜面部水肿、食欲下降、神志改变，检查发现甲状腺功能重度减低、高脂血症、低钠血症、低氧血症、心动过缓、肌酶升高及多浆膜腔积液，住院期间反复癫痫发作，根据患者病史、典型临床表现及检查，甲减危象诊断明确。患者合并冠心病、陈旧心肌梗死，不稳定性心绞痛，目前代谢低下，氧耗量低，虽然心绞痛表现不典型，但治疗上给予较大剂量的甲状腺激素补充，这会立刻增加患者心肌的氧耗量，诱发心绞痛，甚至出现心肌梗死。所以临床上对甲减的老年患者，甲状腺激素替代治疗的原则是初始治疗剂量减少（为一般剂量的 $1/4$），加量间隔时间增长。不宜采用 T_3 治疗，原因为 T_3 比 T_4 更容易通过血脑屏障，比 T_4 更快发挥作用，血浓度波动大，对心脏刺激作用大。而 T_4 治疗血浓度稳定，不良反应较少，机体根据需要来调节 T_4-T_3 的转化。对于重病患者常存在 T_4 向 T_3 转化障碍，即临床常见的低 T_3 综合征，甲减危象也不例外，此时的 T_4 替代在甲减危象时起效较慢，而 T_3 注射能够较快改善患者的症状。根据患者不同情况选用相关的治疗方案尤为重要。

本例患者入院时淡漠、思睡，轻微神志变化，故甲状腺素补充治疗上选用口服制剂，我国目前无静脉滴注的 T_3、T_4 制剂，故口服左甲状腺素片（优甲乐）治疗，4 周复查 TSH、FT_3、FT_4。对于老年人来说，TSH 控制范围为正常值高限为宜。

本例患者在出现甲减危象后及时给予甲状腺素替代治疗，在后续甲状腺功能恢复、疾病的逆转上起了关键性的作用。患者虽诊断明确，同时给予积极的治疗，但在救治过程中，出现急性溶血性贫血，使患者整体病情加重，治疗难度加大。此例患者甲减及药物均可能是溶贫的原因，综合各种分析，最终考虑与头孢类药物相关，停用后溶贫症状很快好转。对于老年甲减患者，应积极进行甲状腺功能监测，及时调整药物剂量，严禁无医嘱停药，防止诱发严重病变，甚至危及生命。

参考文献

1. GUGLIELMI R, FRASOLDATI A, ZINI M, et al. Italian Association of Clinical Endocrinologists Statement – replacement Therapy for Primary Hypothyroidism: a Brief Guide for Clinical Practice [J]. Endocr Pract, 2016, 22 (11): 1319–1326.

2. 中华医学会内分泌学分会. 成人甲状腺功能减退症诊治指南 [J]. 中华内分泌代谢杂志, 2017, 33 (2): 167–180.

3. 殷峻, 包玉倩, 贾伟平. 甲状腺功能减退危象的处理 [J] 临床内科杂志, 2012, 29 (9): 593–596.

4. 李小娇, 邓春颖. 回顾性分析甲状腺片与左旋甲状腺素片及联合用药在甲减危象救治过程中的疗效 [J]. 西南军医, 2017, 19 (4): 356–360.

病例26
以头晕、全身乏力为表现的多发骨髓瘤

病例介绍

患者，女，69岁。主因"间断头晕5年，加重伴嗜睡7天"入院。患者5年来间断出现头晕，无视物旋转及耳鸣，无肢体活动不利，多次于我院就诊，诊断为"脑动脉供血不足"，对症治疗后好转。近日患者逐渐出现睡眠增多，7天前症状再发伴有嗜睡入院。平时饮食可，睡眠多，小便正常，大便干燥，体重无明显变化。

既往史：脑梗死病史10年，左侧面神经炎10年，遗留左侧轻度面瘫。双膝关节炎病史10年。慢性肾功能不全7年。贫血5年。骨质疏松症10年，间断骨痛。无肝炎、结核病史，无外伤手术史，药物过敏史。

个人史：吸烟史40年，每日4~5支。已戒烟5年，无饮酒史，

笔记

家族中无遗传病病史。

[体格检查]

体温36.5 ℃,脉搏61 次/分,呼吸16 次/分,血压160/80 mmHg。嗜睡,发育正常,营养中等,言语欠清,全身无皮疹,无瘀点、瘀斑,未触及浅表淋巴结肿大,睑结膜略苍白,双肺呼吸音粗,未闻及干、湿性啰音,心界不大,心率61 次/分,律齐,心音有力,未闻及病理性杂音,腹软,无压痛、反跳痛,胸骨压痛(＋),脊柱叩痛(＋),双下肢轻度可凹性水肿。左侧额纹浅,鼻唇沟浅,四肢肌力肌张力正常,双侧Babinksi 征(－)。

[辅助检查]

(1) 实验室检查。血常规:白细胞6.8×10^9/L,中性粒细胞百分比65%,红细胞4.2×10^{12}/L,血红蛋白84 g/L↓,血小板234×10^9/L。血生化:C 反应蛋白9.6 mg/L↑,白蛋白37.1 g/L↓,球蛋白38.5 g/L,胆固醇6.48 mmol/L↑,三酰甘油2.45 mmol/L↑,低密度脂蛋白4.07 mmol/L↑,血尿酸385 μmol/L↑,血钙2.03 mmol/L。肾功能:尿素氮9.4 mmol/L↑,肌酐189 μmol/L↑,尿蛋白1.375 g/24 h↑,Ccr 37.0 mL/min↓。血沉:95 mm/h↑。尿常规:蛋白(＋)便常规＋OB、甲功五项、PTH (甲状旁腺激素)、血凝正常。

(2) 影像学检查。心电图:窦性心律,大致正常。腹部B 超:脂肪肝,胆囊壁增厚,胆囊息肉样变,双肾弥漫性病变。心脏彩超:左室舒张功能减低。颈部血管彩超:左侧颈总动脉内中膜不均匀增厚,右侧颈总动脉多发纤维斑块形成伴狭窄。胸部X 线片:老年心肺改变,双肺间质性改变,双上肺多个小硬结灶,右肺中叶少许索条状陈旧病灶。骨密度:重度骨质疏松。全脊柱MRI:颈椎及腰椎退行性改

207

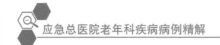

变。膝关节 X 线片：双膝关节退行性改变。全身骨扫描：右侧第 6、第 10 肋骨骨质病变。头颅 X 线片：颅骨未见明显骨质破坏征象。

（3）免疫检查。类风湿因子、抗链球菌素 O 正常。尿本周蛋白：阴性。血清 β2 微球蛋白：6602.1 μg/L（670 ~ 1310 μg/L）↑，蛋白电泳：α1 球蛋白：4.3%；α2 球蛋白：12.1%↑；β1 球蛋白：4.2%；β2 球蛋白：3.7%；r 球蛋白：25.2%↑；白蛋白/球蛋白：1.0↓；血清蛋白电泳：可见 M 蛋白；血清固定电泳：M 蛋白成分为 IgGλ 型。血清免疫球蛋白定量测定：IgG：2130 mg/dL↑；KAP 轻链 k：401 mg/dL↑；LAM 轻链 λ：1330 mg/dL↑；IgA、IgM、IgE 免疫球蛋白浓度均低于参考范围。尿 Kap 轻链 K：2.12 mg/dL↑，LAM 轻链 λ 8.67 mg/dL↑。

（4）骨髓穿刺活检。①粒系占 58.5%，各阶段均见，原粒占 3.5%，中幼以下阶段为主；红系占 19.5%，以中晚幼红细胞为主，巨核可见，血小板成堆聚集。②浆细胞 6.0%，少部分胞浆丰富，有泡沫感，初浆区消失，偶见双核。③寄生虫(−)。

[入院诊断]

①多发性骨髓瘤（Durie - Salmon 分 Ⅱ - Ⅲ 期）、高黏滞综合征；②多发脑梗死；③高血压病 2 级（极高危）、高脂血症、高尿酸血症；④颈动脉粥样硬化症、脂肪肝、胆囊多发息肉。

[诊疗过程]

①万珂（波替单抗/硼替佐米）+固邦(阿仑膦酸钠)+固令(氯膦酸二钠)。②使用万珂便秘严重，改用沙利度胺 + 地塞米松 + 环磷酰胺。③前列地尔、丹红注射液改善脑循环，厄贝沙坦 1 片 + 硝苯地平控释片 30 mg/d 降压，辛伐他汀 20 mg/d 降脂。④促红素 3000 U/w、益气维血颗粒。⑤对症支持处理。

[治疗后转归]

患者入院后头晕治疗及改善循环治疗后无明显好转，考虑为多发性骨髓瘤引起高黏滞综合征有关，于外院给予波替单抗化疗2次，出现肠梗阻无法耐受停药，改为沙利度胺＋地塞米松＋环磷酰胺，患者贫血及肾功能不全逐渐加重，再次给予波替单抗化疗，诱发肠梗阻。之后因急性肾功能不全，拒绝透析，半年后去世。

病例讨论

多发性骨髓瘤（multiple myeloma，MM）起病缓慢，临床症状不典型，临床上易漏诊，该患者早期即出现肾功能不全及贫血表现，误诊为肾性贫血，间断出现骨痛，误诊为骨质疏松症。本次以头晕入院后，发现贫血程度重，与肾功能恶化指标不平行，有球蛋白升高、尿蛋白阳性等，进一步检查后确诊为多发性骨髓瘤。

多发性骨髓瘤是一种克隆性浆细胞异常增殖的恶性疾病，是血液系统第二位常见恶性肿瘤，多发于老年人，目前仍无法治愈。随着新药不断问世及检测手段的提高，MM 的诊断和治疗得以不断改进和完善，因此每两年一次的中国 MM 诊治指南的更新对于提高我国 MM 的诊治水平具有重要意义。

（1）临床表现

多发性骨髓瘤起病缓慢，早期无明显症状，容易被误诊。MM 的临床表现多样，主要有贫血、骨痛、肾功能不全、感染、出血、神经症状、高钙血症、淀粉样变等。①骨痛、骨骼变形和病理骨折：骨髓瘤细胞分泌破骨细胞活性因子而激活破骨细胞，使骨质溶解、破坏，骨骼疼痛是最常见的症状，多为腰骶、胸骨、肋骨疼痛。由于瘤细胞对骨质破坏，引起病理性骨折，可多处骨折同时存在。②贫血和出血：贫血较常见，为首发症状，早期贫血轻，后期贫血严重。晚期可出现血小板减少，引起出血症状。皮肤黏膜出血较多见，严重者可见内脏及颅内出血。③肝、脾、淋巴结和肾脏病变：肝、脾肿大，颈部淋巴结肿大，骨髓瘤肾。器官肿大或者异常肿物需要考虑髓外浆细胞瘤或者淀粉样变。④神经系统症状：神经系统髓外浆细胞瘤可出现肢体瘫痪、嗜睡、昏迷、复视、失明、视力减退。⑤多发性骨髓瘤多见细菌感染：亦可见真菌、病毒感染，最常见为细菌性肺炎、泌尿系感染、败血症，病毒性带状疱疹也容易发生，尤其是治疗后免疫低下的患者。⑥肾功能损伤：50%～70%患者尿检有蛋白、红细胞、白细胞、管型，出现慢性肾功能衰竭、高磷酸血症、高钙血症、高尿酸血症，可形成尿酸结石。⑦高黏滞综合征：可发生头晕、眼花、视力障碍，并可突发晕厥、意识障碍。⑧淀粉样变：常发生于舌、皮肤、心脏、胃肠道等部位。⑨包块或浆细胞瘤：有的患者可以出现肿块，肿块直径几厘米至几十厘米不等，可以是骨性肿块或软组织肿块，这些肿块病理检查多为浆细胞瘤。一般认为合并软组织肿块或浆细胞瘤的患者预后不良，生存期短。⑩血栓或梗死：患者可出现血液透析造瘘管梗死、深静脉血栓或心肌梗死等表现，发生的原因与肿瘤患者易栓及高黏滞综合征等因素有关。

（2）治疗原则

对有症状的 MM 应采用系统治疗，包括诱导、巩固治疗（含干细胞移植）及维持治疗，达到 SD 及以上疗效时可用原方案继续治疗，直到获得最大程度缓解；不建议变更治疗有效患者的治疗方案；未获得 MR 的患者应变更治疗方案。

对适合自体移植的患者，应尽量采用含新药的诱导治疗＋干细胞移植；诱导治疗中避免使用干细胞毒性药物（烷化剂及亚硝脲类

笔记

药物，来那度胺使用不超过 4 个周期）。

所有适合临床试验的患者，可考虑进入临床试验。

（3）治疗

无症状骨髓瘤：暂不推荐治疗，高危无症状骨髓瘤可根据患者意愿进行综合考虑或进入临床试验。

孤立性浆细胞瘤：骨型浆细胞瘤对受累野进行放疗（45 Gy 或更大剂量）。骨外型浆细胞瘤先对受累野进行放疗（45 Gy 或更大剂量），如有必要则行手术治疗。疾病进展为 MM 者，按 MM 治疗。

有症状骨髓瘤的初始治疗：

①诱导治疗：患者的年龄（原则上≤65 岁）、体能及共存疾病状况决定其造血干细胞移植条件的适合性。移植候选患者诱导治疗不宜长于 4 ~ 6 个疗程，以免损伤造血干细胞并影响其动员采集，硼替佐米皮下使用可减少周围神经病变发生率。初始治疗可选下述方案：硼替佐米/地塞米松（VD）；来那度胺/地塞米松（Rd）；硼替佐米/阿霉素/地塞米松（PAD）；硼替佐米/环磷酰胺/地塞米松（VCD）；硼替佐米/沙利度胺/地塞米松（VTD）；沙利度胺/阿霉素/地塞米松（TAD）；沙利度胺/地塞米松（TD）；沙利度胺/环磷酰胺/地塞米松（TCD）；长春新碱/阿霉素/地塞米松（VAD）。除以上方案外尚可选用以下方案：美法仑/泼尼松/硼替佐米（VMP）；美法仑/泼尼松/沙利度胺（MPT）；美法仑/泼尼松/来那度胺（MPR）；来那度胺/低剂量地塞米松（Rd）；美法仑/泼尼松（MP）；长春新碱/卡莫司汀/美法仑/环磷酰胺/泼尼松（M2）。

②自体造血干细胞移植（autologous hematopoietic stem cell transplantation，ASCT）：肾功能不全及老年并非移植禁忌证。相比于晚期移植，早期移植者无事件生存期更长。对于原发耐药患者，ASCT 可作为挽救治疗措施。对于移植候选者，建议采集足够 2 次

移植所需的干细胞量。若首次移植后获得 CR 或 VGPR，则暂不考虑第 2 次移植；若首次移植后未达 VGPR，可序贯行第 2 次移植。第 2 次移植一般在首次移植后 6 个月内进行。

③巩固治疗：为进一步提高疗效反应深度，以强化疾病控制，对于诱导治疗或 ASCT 后获最大疗效的患者，可采用原诱导方案短期巩固治疗 2~4 个疗程。

④维持治疗：长期维持治疗（毒不良反应轻微）通过延长疗效反应的持续时间与无进展生存期，最终可改善患者总生存。可选用来那度胺或沙利度胺单药、硼替佐米联合沙利度胺或泼尼松。

⑤异基因造血干细胞移植：年轻、高危、复发难治患者可考虑异基因造血干细胞移植。

⑥原发耐药 MM 的治疗：换用未用过的新方案，如能获得 PR 及以上疗效者，条件合适者应尽快行 ASCT；符合临床试验条件者，进入临床试验。有以下方案可供选择：来那度胺/地塞米松（Rd）；来那度胺/硼替佐米/地塞米松（RVD）；来那度胺/泼尼松/美法仑（MPR）；来那度胺/环磷酰胺/地塞米松（RCD）；来那度胺/阿霉素/地塞米松（RAD）；地塞米松/环磷酰胺/依托泊苷/顺铂 ± 硼替佐米（DCEP ± B）；地塞米松/沙利度胺/顺铂/阿霉素/环磷酰胺/依托泊苷 ± 硼替佐米（DT – PACE ± V）；大剂量环磷酰胺（HD – CTX）；低剂量环磷酰胺/醋酸泼尼松（CP）。

⑦MM 复发患者的治疗：复发患者的异质性较大，需要对复发患者进行个体化评估以决定治疗的时间。对于仅有 M 蛋白升高而没有 SLiM、CRAB 表现的生化复发的患者，不需要立即治疗，但需每 2~3 个月随访、复查相关指标。对于伴有 CRAB 表现或快速生化复发的患者，需要立即启动治疗。对于复发的 MM 患者，优先推荐进入临床试验。6 个月以内复发的患者，可换用其他作用机制的药物

笔记

联合方案；6~12个月复发的患者，首选换用其他作用机制的药物联合方案，也可使用原药物再治疗；12个月以上复发的患者，可使用原方案再诱导治疗，也可换用其他作用机制的药物方案。

化疗后复发：缓解后半年以内复发，换用以前未用过的新方案；缓解后半年以上复发，可以试用原诱导缓解的方案或换用以前未用过的新方案（参照原发耐药中的方案）；条件合适者进行自体或异基因干细胞移植；硼替佐米、来那度胺、沙利度胺是治疗复发MM的关键药物，常与在功能上具有相加或协调作用的药物（如蒽环类、烷化剂、激素）联合使用。对于复发的MM患者，再诱导的疗程数为6~9个，尽管某些患者在1~2个疗程时就已经获得较深程度的缓解。

移植后复发：如果有冻存的干细胞，且首次ASCT后缓解时间超过2年，可以考虑行第2次ASCT；使用以前未使用的、含新药的方案；年轻患者有同胞相合供者时可考虑行异基因造血干细胞移植。

⑧支持治疗

骨病的治疗：口服或静脉滴注使用双膦酸盐，包括氯屈膦酸、帕米膦酸二钠和唑来膦酸。双膦酸盐适用于所有活动性MM患者。无症状性骨髓瘤不建议使用双膦酸盐，除非进行临床试验。静脉制剂使用时应严格掌握输注速度。静脉滴注使用双膦酸盐建议MM诊断后前2年每月一次，2年之后每3个月一次或医生根据利弊权衡。口服双膦酸盐可以长期使用。若出现了新的骨相关事件，则重新开始至少2年的治疗。使用前后注意监测肾功能，并根据肾功能调整药物剂量。唑来膦酸和帕米膦酸二钠有引起颌骨坏死的报道，尤以唑来膦酸为多，双膦酸盐使用前应该进行口腔检查，使用中避免口腔侵袭性操作。如需进行口腔侵袭性操作，需前后停用双磷酸盐3个月，并加强抗感染治疗。有长骨病理性骨折、脊柱骨折压迫脊髓或脊柱不稳者可行外科手术治疗；低剂量放疗（10~30 Gy）可以作为姑息治疗，用于不能控制的疼痛、即将发生的病理性骨折或即将发生的脊髓压迫；在干细胞采集前，避免全身放疗。

高钙血症：水化、碱化、利尿，如患者尿量正常，则日补液2000～3000 mL；保持尿量＞1500 mL/d；使用双膦酸盐、糖皮质激素和（或）降钙素。

肾功能不全：水化、利尿，以避免肾功能不全；减少尿酸形成和促进尿酸排泄；有肾功能衰竭者，应积极透析；避免使用非甾体消炎药；避免使用静脉造影剂；长期接受双膦酸盐治疗的患者需监测肾功能。

贫血：可考虑使用促红细胞生成素治疗。

感染：如反复发生感染或出现威胁生命的感染，可考虑静脉使用免疫球蛋白；若使用大剂量地塞米松方案，应考虑预防卡氏肺孢子菌肺炎和真菌感染；如果有条件，可以接种肺炎和流感疫苗；使用硼替佐米的患者应该预防性使用抗病毒药物；HBV 携带者应预防性使用抑制病毒复制的药物，并注意监测病毒载量。

凝血/血栓：对接受以沙利度胺或来那度胺为基础方案的患者，建议预防性抗凝治疗。

高黏滞血症：血浆置换可作为症状性高黏滞血症患者的辅助治疗。

（4）随访监测

无症状骨髓瘤：每 3 个月复查相关指标。包括肌酐、白蛋白、乳酸脱氢酶、血清钙、β2 - MG、血清免疫球蛋白定量、血清蛋白电泳及血免疫固定电泳、24 h 尿总蛋白、尿蛋白电泳及尿免疫固定电泳。血清 FLC 有助于判断疾病进展。骨骼检查每年进行一次或在有临床症状时进行。

孤立性浆细胞瘤：分为骨型或骨外型，需排除 MM。随访和监测开始时每 4 周进行一次；若浆细胞瘤治疗后 M 蛋白完全消失，则每 3~6 个月进行一次，或在有临床症状时进行相关检查；如 M 蛋白持续存在，则继续每 4 周一次的监测。每 6~12 个月进行一次影像学检查。

有症状骨髓瘤：诱导治疗期间每 2~3 个疗程进行一次疗效评估；不分泌型骨髓瘤的疗效评估需行骨髓检查；血清 FLC 有助于疗效评估，尤其是不分泌型骨髓瘤的疗效评估；骨骼检查每 6 个月进行一次，或根据临床症状进行。

专家点评

多发性骨髓瘤是血液系统疾病，起病较为缓慢，临床表现多样，常出现贫血、骨痛、肾功能不全等表现，老年人易误诊为肾性贫血、骨质疏松症及内科疾病导致的肾功能不全，该患者反复出现头晕，逐渐出现嗜睡，与多发性骨髓瘤引起的高黏滞血症有关。化验检查时可出现球蛋白升高、尿蛋白增加、血磷升高、尿素氮及肌酐升高、血尿 β2 微球蛋白升高等，免疫蛋白电泳可见异常蛋白，出现上述异常化验结果就应考虑本病。该患者同时存在肾功能不全及贫血，贫血渐进加重，所以临床上发现"肾性贫血"程度与肾功能不全的严重程度不相匹配时，应考虑多发性骨髓瘤。老年人疾病发展相对缓慢，治疗时应个体化，若出现明显的药物不良反应，化疗需谨慎，避免因并发症导致不良结局。

参考文献

中国医师协会血液科医师分会，中华医学会血液学分会，中国医师协会多发性骨髓瘤专业委员会. 中国多发性骨髓瘤诊治指南（2015 年修订）[J]. 中华内科杂志，2015，54（12）：1066 - 1070.

笔记

病例 27
以多浆膜腔积液为首发症状的红斑狼疮

病例介绍

患者，女，66岁。主因"间断腹胀、双下肢水肿3个月、发热1周"于2017年10月20日入院。3个月前患者无诱因出现全身乏力、腹胀、食欲缺乏、口干、双下肢水肿等不适。未予重视，未系统诊治。入院1周前（2017年10月12日）因受凉后反复发热，最高温度39℃，自服感冒药及退烧药后未见明显好转，双下肢再次出现凹陷性水肿，夜尿3～4次/晚，收入我院。

既往史：无高血压、糖尿病、冠心病等慢性病史，对青霉素过敏。

[体格检查]

生命体征平稳。双颧颊部可见红斑，全身皮肤黏膜无黄染及出血点，浅表淋巴结未触及肿大，双肺呼吸音粗，双下肢轻度浮肿，其他体格检查未见明显异常。

[辅助检查]

血常规：白细胞 8.95×10^9/L，中性粒细胞百分比 75.0%，红细胞 3.68×10^{12}/L，血红蛋白 104 g/L，血小板 10×10^9/L↑。生化：白蛋白 28.8 g/L↓，三酰甘油 2.39 mmol/L↑，空腹血糖 9.8 mmol/L↑，血沉（ESR）70 mm/h↑，C反应蛋白 11.8 mg/L↑。尿常规：隐血（−），红细胞每高倍视野 2 个/HP↑，尿蛋白（＋＋＋）↑，尿蛋白定量 4.19 g/24 h↑，心肌酶谱、凝血、CEA、CA199、乙肝五项、丙肝抗体、HIV、梅毒抗体均正常。免疫学检查：IgG 17.4 g/L↑，补体 C3 0.62↓、C4 0.04↓，自身抗体：ANA（＋＋＋）↑，（1∶1000 均质＋着丝点型），抗 SSA（＋＋）↑，抗 R0−52 抗体（＋＋＋）↑、抗核小体抗体（＋＋＋）↑、抗 ds−DNA 抗体、抗心磷脂抗体（ACA）、抗中性粒细胞胞浆抗体（ANCA）均（−）。心电图正常。心脏彩超提示：少量心包积液。腹部彩超：腹腔积液、盆腔积液。胃镜检查未见异常。眼科检查提示双眼干眼症，考虑系统性红斑狼疮合并干燥综合征，SLEDAI（系统性红斑狼疮疾病活动度）积分评分 7 分，为系统性红斑狼疮轻度活动。

[诊疗过程]

给予泼尼松 40 mg 抗炎、来氟米特 20 mg 抑制免疫、白芍总苷 1.8 g 调节免疫治疗，同时予以补钙及活性 VitD。

[治疗后转归]

3 个月后患者门诊复查尿蛋白转阴性，超声心动未见心包积液，心功能正常，腹部彩超未见腹腔、盆腔积液。

病例讨论

　　系统性红斑狼疮（systemic lupus erythematosus SLE）是一种常见于青年女性的发病机制复杂的慢性疾病，但近年来发病年龄有增长趋势，本例患者为 66 岁老年女性。临床特点"慢性 - 急性 - 加重 - 缓解"，可能导致多个器官严重的损伤。本病病因尚未完全明确，大量研究显示遗传、感染、环境、内分泌、免疫异常等因素与本病发病有关。临床表现复杂多样，起病呈急性、隐匿性和暴发性，可为单一脏器受损，也可表现多个脏器同时受损。

　　心脏、肾脏损伤是系统性红斑狼疮最常见的临床表现之一，对于心脏的损伤，主要表现为心包积液增多，超声心动图是诊断心包积液最敏感而无创伤的良好方法。典型病例诊断不难，但易与结核性、风湿性心包炎相鉴别，特别是一些 SLE 病例在早期各脏器损伤轻重不一时，诊断比较困难，需结合免疫学指标检测。有研究表明，血清抗核小体抗体的检测是诊断 SLE 最有价值的早期实验室指标，且与病情活动有关。最近研究报道血清脂质水平、超敏 C 反应蛋白和同型半胱氨酸血症被认为是结缔组织病相关动脉粥样硬化性心血管疾病有效的预测指标，定期检测，可降低心血管事件的危险性。SLE 继发肾脏损害主要表现为肾小球损害，主要是因为免疫复合物在肾小球的沉积。上述免疫复合物主要由 DNA 和抗 DNA 抗体组成，形成的免疫复合物可直接沉积到肾小球基底膜，也可沉积在上皮下及系膜区。在临床上，狼疮性肾炎患者有尿蛋白、尿红细胞、颗粒管型、细胞管型的形成。虽然上皮下免疫复合物沉积可激活补体，但由于肾小球基底膜刺激了部分趋化因子，导致没有大量炎症细胞浸润，因此狼疮性肾炎主要局限于肾小球上皮细胞的损伤，其主要表现为尿蛋白，从病理角度出发，此类患者最常见的病理类型为膜性肾病。

诊断早期系统性红斑狼疮的临床手段缺乏特异性，其诊断标准也随着研究的进展不断更新。2012 年 SLE 国际临床协作组（Systemic lupus international collaborating clinic，SLICC）发布了 SLE 分类标准，强调了临床和免疫的结合，具体见表 27 - 1。

表 27 - 1　SLICC 关于 SLE 的分类标准

序号	临床标准	免疫学标准
1.	急性或亚急性皮肤型狼疮	ANA 阳性
2.	慢性皮肤型狼疮	抗 ds - DNA 抗体阳性（ELISA 方法需 2 次阳性）
3.	口鼻部溃疡	抗 Sm 抗体阳性
4.	脱发	抗磷脂抗体阳性：狼疮抗凝物阳性，或梅毒血清学实验假阳性，或中高水平阳性的抗心磷脂抗体，或 β - 糖蛋白 I 阳性
5.	关节炎	补体降低：C3、C4 或 CH50
6.	浆膜炎：胸膜炎和心包炎	直接抗人球蛋白实验（Coombs）阳性（无溶血性贫血）
7.	肾脏病变：24 h 尿蛋白 > 0.5 g 或有红细胞	
8.	神经病变：癫病、精神病、多发性单神经炎、脊髓炎、外周或颅神经病变、急性精神混乱状态	
9.	溶血性贫血	
10.	至少一次白细胞减少（< 4 × 10%/L）或淋巴细胞减少（< 1 × 10%/L）	
11.	至少一次血小板减少（< 100 × 10/L）	

确诊标准：满足上述 4 项标准，包括至少 1 项临床标准和 1 项免疫学标准，或肾活检证实狼疮肾炎，同时 ANA 阳性或抗 ds - DNA 抗体阳性。

目前的分类标准都是为了协助医生更好的诊断 SLE 患者。但是，临床实践时仍发现很多自身免疫紊乱并导致多脏器损伤的患者未能早期诊断。这种延误诊断导致了脏器不可逆损伤、疾病难以彻底控制而撤掉激素等药物。为了早期诊断，更好改善 SLE 患者的长期预后，2017 年 6 月在西班牙马德里举行的欧洲抗风湿病联盟（european league against rheumatism，EULAR）年会上，Martin Aringer 教授报道了系统性红斑狼疮（SLE）诊断的新分类标准，该分类标准由 EULAR 和美国风湿病学会（ACR）共同推出。但因新的诊断标准目前未有大量的临床数据支持，在此不再叙述。

专家点评

50 岁以上发病的 SLE 称之为老年 SLE。老年 SLE 一般起病隐匿，发病率低于中青年患者，比较典型的皮肤损伤及发热的表现不明显，而一般为非特异性和慢性消耗性疾病的症状，如乏力、消瘦。由于不被认识，老年 SLE 从发病到确诊的时间较长，容易误诊漏诊。老年 SLE 患者神经系统、心脏、肺脏受累比例较高，使用激素治疗时剂量应该偏小，应该密切监测药物的不良反应。药物导致的 SLE 更常见于老年人，医生也应对此引起重视并查找致病因素。

老年和中青年系统性红斑狼疮患者相比，抗 ds-DNA 抗体阳性、CRP 升高和 ESR 升高发生率低，可能是由于老年人系统性红斑狼疮患者年龄较大，机体各项功能减退，对疾病的反应变弱。其他辅助检查有助于协助诊断，包括 ANA 阳性、抗 SSA 抗体阳性、抗

SSB 抗体阳性、抗 SM 抗体阳性、抗 RNA 抗体阳性、C3 降低、C4 降低、类风湿因子阳性等。老年患者一般存活时间长，预后较好。

参考文献

1. OON S, WILSON N J, WICKS I. Targeted therapeutics in SLE：emerging strategies to modulate the interferon pathway ［J］. Clin Transl Immunology, 2016, 5（5）：e79.

2. YANG J, XU Z, SUI M, et al. Co – Positivity for Anti – dsDNA, – Nucleosome and – Histone Antibodies in Lupus Nephritis Is Indicative of High Serum Levels and Severe Nephropathy ［J］. PLoS One, 2015, 10（10）：e0140441.

3. FLECHSIG A, ROSE T, BARKHUDAROVA F, et al. What is the clinical significance of anti – Sm antibodies in systemic lupus erythematosus? A comparison with anti – dsDNA antibodies and C3 ［J］. Clin Exp Rheumatol, 2017, 35（4）：598 – 606.

笔记

病例 28
进行性核上性麻痹

📋 病例介绍

　　患者，男，83 岁。主因"进行性吞咽困难、行动迟缓及双眼睑下垂 3 年"入院。患者 3 年前开始无明显诱因出现言语不清、吞咽困难，进食呛咳及行动迟缓，伴有双眼睑下垂，渐进加重，多次于外院就诊，诊断为"帕金森症、阿尔茨海默病、老年抑郁症"，曾给予美多芭、舍曲林、米氮平及营养神经、改善循环治疗，症状缓解不明显。进食困难明显加重，出现进食呛咳，每次进食约 1 h，反复因呛咳导致吸入性肺炎入院治疗。经抗感染治疗后好转，进而双下肢无力，行走困难，常有向后跌倒，四肢肌张力增高，家属诉有晨轻暮重表现，双眼睑下垂，睁眼不能，排尿困难，留置尿管，但思维、理解力正常，无咽下哽噎感，无明显消瘦，为进一步诊治收入我科。

既往史：2 型糖尿病病史 20 余年，高血压病史 10 余年，高脂血症病史 5 年，冠心病史 5 年，有胃溃疡、食管溃疡、反流性食管炎、糜烂性胃炎伴胆汁反流病史 3 年。吸烟 50 余年，20 支/日，已戒烟 5 年，无饮酒史，家族中无遗传病病史。

[体格检查]

体温 36.8 ℃，脉搏 75 次/分，呼吸 16 次/分，血压 120/70 mmHg。嗜睡，双肺呼吸音粗，双下肺偶可闻及少许 Velcro 啰音，心脏及腹部体格检查未见明显阳性体征。双下肢无浮肿，保留导尿。神经系统体格检查：面具脸，双眼睑下垂，睁眼困难，双眼向上凝视麻痹，反应迟钝，回答切题，言语含混，双侧眼震(－)，伸舌居中，双侧鼻唇沟对称，颈软，无抵抗，双手静止性震颤，双上肢肌力 V 级，双下肢肌力 IV 级，肌张力略增高，腱反射对称，双侧 Babinski 征（±），共济体格检查无法配合，步态不稳，向后倾倒，需人搀扶。认知功能评定（MMSE）评分正常。

[辅助检查]

血常规：白细胞 11.8×10^9/L↑，中性粒细胞百分比 89.9%↑，血红蛋白 132 g/L，血小板 242×10^9/L。尿常规：白细胞（＋＋＋），大便常规正常。生化：总蛋白 57.4 g/L↓，胆固醇 3.81 mmol/L，三酰甘油 2.02 mmol/L，空腹血糖 7.49 mmol/L。肝肾功能、尿酸、心肌酶均正常。血气分析：pH 7.38，PO_2 74.4 mmHg↓，PCO_2 26.4 mmHg↓，糖化血红蛋白：6.4%。血凝三项、电解质均正常、降钙素原、乙肝五项、抗丙肝抗体、甲功五项、抗 HIV、抗梅毒螺旋体抗体、PSA、肿瘤标志物均正常，血结核菌抗体阴性，HLA－B27 阴性，乙酰胆碱受体抗体阴性。

心电图：窦性心律，ST-T改变。胸部X线片：双下肺渗出性病变，提示肺部感染。腹部超声：脂肪肝（轻度），前列腺增生。颈部血管彩超：双侧颈动脉未见明显狭窄。心脏超声：左房增大，左室肥厚，二尖瓣反流、EF 62%。肌电图：上、下肢周围神经损伤。头颅MRI（图28-1）：右侧大脑脚腔隙性脑梗死，脑白质病，脑萎缩，未见新发梗死及出血灶。颞叶皮质萎缩，第三脑室和中脑环池扩大，正中矢状面可见典型的"蜂鸟征（hummingbird sign）"。

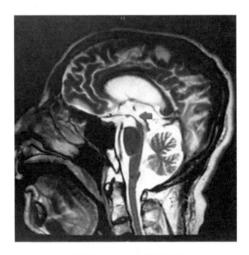

图28-1 头颅MRI

[诊断]

①进行性核上性麻痹理查森型，帕金森重叠综合征；②多发腔隙性脑梗死（右侧大脑脚）、脑白质变性、脑萎缩；③高血压病2级（极高危）、2型糖尿病、冠状动脉粥样硬化性心脏病、无痛性心肌缺血、心肌桥形成、高脂血症；④消化道溃疡、反流性食管炎、前列腺增生、脂肪肝。

[诊疗过程]

①进行性核上性麻痹目前无特效药物。②美多芭250 mg，3次/日。③阿卡波糖50 mg，3次/日，甘精胰岛素12~16 U睡前，氨氯地平

笔记

5 mg/d，立普妥 20 mg/d。④加强生活护理，避免跌倒、坠床、呛咳等。⑤并发症处理。

[治疗后转归]

患者老年男性，慢性病程，曾因震颤于外院就诊，考虑为帕金森综合征，给予美多芭口服治疗，效果不明显。后因情感淡漠就诊，考虑抑郁症，口服米氮平治疗，均无明显效果。后又因吞咽困难，反复吸入性肺炎就诊于我科，完善肌电图及血清乙酰胆碱受体抗体检查，除外重症肌无力，综合患者垂直性眼肌麻痹及特殊步态，完善核磁检查后确诊为进行性核上性麻痹。患者无法进食，留置胃管鼻饲，反复拔除胃管，无法配合，行胃造瘘营养支持。1 年后随访，患者家属护理时使用不当，造瘘管脱出至腹腔内未发现，给予肠内营养后导致腹腔感染死亡。

🔬 病例讨论

进行性核上性麻痹（progressive supranuclear palsy，PSP）是一种较为常见的非典型帕金森综合征。PSP 的发病年龄一般为 50 ~ 70 岁，平均病程为 5 ~ 9 年，特征性的临床表现为垂直性核上性眼肌麻痹伴姿势不稳易跌倒。但近年来以病理诊断为基础的病例研究结果显示，PSP 的临床表现变异较大，其中典型 PSP 约占 2/3，其他则早期以帕金森综合征、纯少动伴冻结步态、皮质基底节综合征、非流利性变异型原发性进行性失语、额颞叶功能障碍和小脑型共济失调等为主要临床表现，易被误诊为帕金森病（Parkinson's disease）及其他神经变性病，如多系统萎缩（multiple system atrophy，MSA）、皮质基底节变性（corticobasal degeneration，CBD）、额颞叶痴呆（frontotemporal dementia，FTD）等。PSP 的诊断仍以病理诊断为金标准，临床尚缺乏客观的生物学标志。

（1）PSP 的临床表型

PSP 理查森型（PSP – Richardson's syndrome，PSP – RS）：1964 年 Steele、Richardson 及 Olszewski 首次对 PSP – RS 进行了病例特征的描述，又称 Richardson 综合征。其特征性的临床表现为垂直核上性眼肌麻痹、严重的姿势不稳伴早期跌倒、假性延髓性麻痹、中轴性肌张力增高、对称性多巴胺抵抗的运动不能及认知功能障碍。其中核上性眼肌麻痹是最具有诊断价值的体征，早期表现为双眼垂直性追随动作迟缓，逐渐发展成为完全性垂直凝视麻痹。姿势不稳伴跌倒则更多见且常发生于病程 1 年内。但也有临床早期出现垂直核上性眼肌麻痹，晚期甚至始终未出现姿势不稳者。PSP – RS 的认知功能以额叶功能障碍为主，表现为情感淡漠、轻度去抑制，以及执行功能减退，平均病程为 6~8 年。

PSP 帕金森综合征型（PSP – Parkinsonism，PSP – P）：PSP – P 脑 tau 蛋白病理改变的分布范围及严重程度都不如 RS 型患者，临床早期（2 年内）很难与帕金森综合征鉴别，可以表现为非对称性或对称性起病、动作迟缓、肌强直甚至静止性震颤等，早期可以短暂的左旋多巴治疗有效，随访 6 年以上临床表现与 RS 型相似。Williams 等发现在 103 例经病理证实的 PSP 患者中，有 33 例（32%）为这一类型，之后的研究也证实其为 PSP 较常见的亚型之一，平均病程为 9~12 年。

PSP 纯少动伴冻结步态型（PSP – pure akinesia with gait freezing，PSP – PAGF）：早期即出现起步踌躇和冻结步态，但跌倒出现较晚，偶尔伴语音低下和"小写征"。其病程可超过 13 年，典型的 PSP 症状可能延迟至 9 年出现，甚或缺如。

PSP 皮质基底节综合征型（PSP – corticobasal syndrome，PSP –

CBS）：同时具有皮质和基底节受累的表现，多为不对称的肢体肌张力增高、动作迟缓、皮质感觉缺失、肌阵挛、观念运动性失用和异己肢现象，早期临床很难将其与 CBD 相鉴别，后期可以出现核上性凝视麻痹和跌倒，病理符合 PSP 诊断，病程与 RS 型相当。

PSP 非流利性变异型原发性进行性失语（PSP – non – fluent variant primary progressive aphasia，PSP – nfvPPA）：临床早期表现为自发性言语欠流利、言语音律障碍、错语、语法缺失及颊面部失用，后期可以出现典型 PSP 症状，病理上以前额叶萎缩为主，中脑萎缩不明显。

PSP 小脑共济失调型（PSP – cerebellar ataxia，PSP – C）：在日本较为多见，近期在美国亦有报道，以小脑性共济失调为首发及主要症状，与 MSA – C 相比其发病年龄更晚，更多出现跌倒和凝视麻痹，同时无自主神经异常表现。

PSP 行为变异型额颞叶痴呆（PSP – behavioral variant frontotemporal dementia，PSP – bvFTD）：在经尸检证实的 PSP 中，有 5%~20% 以行为异常和认知功能障碍为主要临床表现，其与 FFD 很难鉴别，平均病程为 8 年。

（2）临床诊断标准（表 28 – 1）。

（3）实验室检查

①脑脊液检查：可发现约 1/3 的患者 CSF 蛋白含量增高。②脑电图：约 1/2 的患者脑电图出现非特异性弥漫性异常。③头颅 CT 检查：可见大脑萎缩，MRI 检查可显示中脑及脑桥萎缩，伴第三脑室后部扩大，颞叶前部萎缩，呈"蜂鸟征"；T2WI 上部分患者可显示壳核低信号。

治疗上无特效疗法，使用左旋多巴和苯海索等可使症状减轻，需要加强生活护理，对症处理并发症。

表 28 - 1 临床诊断标准

所需条件	诊 断 标 准
纳入条件	1. 隐匿起病，病程逐渐进展。
	2. 发病年龄≥30 岁。
	3. 临床症状：为并列条件可以同时具有或单独存在。 （1）姿势不稳：①病程第 1 年出现明显的反复跌倒；②1 年后出现反复跌倒。 （2）病程 2 年内出现：①垂直性核上性向下或向上扫视缓慢；②凝视麻痹。 （3）病程 2 年后出现：①垂直性核上性向下或向上扫视缓慢；②凝视麻痹。
支持条件	1. 中轴性肌强直或多巴胺抵抗的帕金森症。 2. 早期的吞咽困难或构音障碍。 3. 存在额叶认知功能障碍、冻结步态、非流利性失语或假性延髓性麻痹等无法用排除条件中所列疾病解释的临床表现。 4. 头颅 MRI（正中矢状位 T1WI MRI） （1）表现为以中脑萎缩为主的特征性征象：中脑背盖上缘平坦及蜂鸟征； （2）核磁共振帕金森综合征指数（magnetic resonance parkinsonism index，MRPI）= 脑桥与中脑的面积比值×小脑中脚/小脑上脚宽度比值 > 13.55； （3）中脑和脑桥长轴的垂直线比值 < 0.52 或中脑长轴垂直线 < 9.35 mm。 5. 嗅觉检查和心脏间碘苄胍（MIBG）闪烁显像正常。
排除条件	1. 有其他帕金森综合征病史。 2. 与多巴胺能药物无关的幻觉和妄想。 3. 严重不对称性帕金森症。 4. 采用多巴胺受体阻滞剂或多巴胺耗竭剂治疗，且剂量和时间过程与药物诱导的帕金森综合征一致。 5. 神经影像学有结构损伤的依据（如基底核或脑干梗死、占位性病变等）。 6. 阿尔茨海默型皮质性痴呆。 7. 局限性额叶或颞叶萎缩。 8. 早期出现明显小脑共济失调。 9. 早期显著的自主神经功能障碍。
诊断标准	1. 临床确诊的 PSP - RS 必备纳入条件为 1、2、3（1）①和（2）②及支持条件 4 中的两项；无排除条件。 2. 很可能的 PSP - RS 必备纳入条件为 1、2、3（1）①和（2）①及支持条件 5；无排除条件。 3. 很可能的 PSP - P 必备纳入条件为 1、2、3（3）①或②和支持条件 1、5；无排除条件。 4. 可能的 PSP 必备纳入条件为 1、2、3（1）②或（2）①或（3）①伴有支持条件 1、2、3 其中一项；无排除条件 1 - 6。

本例患者符合诊断标准中纳入条件 1、2、3，以及支持条件中 1、2、3、4，可以确诊为进行性核上性麻痹。

专家点评

　　进行性核上性麻痹是临床上少见的疾病，起病比较缓慢，病程中常出现帕金森症状及行动迟缓误诊为帕金森综合征，除此之外，该患者因言语减少曾被误诊为抑郁症、阿尔茨海默症等。临床上患者多以其并发症就医，如肺部感染、尿潴留、言语不利等，多于其他专科就诊对症治疗，容易贻误病情。该病有独特的垂直性核上性眼肌麻痹及特殊的后倾步态，反复跌倒，通过老年科综合评估易于发现，所以老年科医生更易于早期识别该病，该病无有效的治疗方法，有帕金森症状时，早期可口服美多芭治疗控制症状，加强生活护理，提高生活质量，患者多死于其并发症。

参考文献

中华医学会神经病学分会帕金森病及运动障碍学组，中国医师协会神经内科医师分会帕金森病及运动障碍专业. 中国进行性核上性麻痹临床诊断标准. 中华神经科杂志，2016，49（4）：272－276.

笔记

病例 29
肺部感染呼吸困难就诊的老年重症肌无力

病例介绍

患者，女，74 岁。主因"全身乏力、胸闷憋气伴间断呼吸困难 2 个月"入院。患者 2 个月前上呼吸道感染后出现全身乏力，胸闷憋气伴间断呼吸困难，就诊于神经内科、呼吸内科均考虑肺部感染，给予抗生素治疗效果欠佳，咳嗽、咳痰、胸闷、气短、呼吸困难进行性加重，且出现眼睑下垂，有"晨轻暮重"现象，无吞咽困难、饮水呛咳等，遂就诊于我科。患者饮食、睡眠、精神差，小便减少，大便费力。

既往史：体健。否认高血压、糖尿病、慢性肾病、免疫系统疾病等病史；否认吸烟、饮酒、过敏史；无类似家族史。

[体格检查]

双眼睑下垂，瞳孔等大等圆，对光反射灵敏，mMRC 评分 3

笔记

级，双肺呼吸音粗，双肺可闻及湿性啰音，心率 77 次/分，律齐，腹软，双下肢无水肿。神经专科体格检查：言语费力，提上睑肌疲劳试验（＋），双侧对光反射正常，眼球活动灵活，双侧鼻唇沟对称，双侧咽反射弱，四肢肌力减弱Ⅳ级，余神经体格检查阴性。

[辅助检查]

血常规：白细胞 5.6×10^9/L，血红蛋白 148 g/L，血小板 230×10^9/L，中性粒细胞（%）70.5%，淋巴细胞（%）19.5%。生化：CRP 11 mg/dL↑，谷丙转氨酶 68 U/L↑，白蛋白 37.6 g/L↓，肌酐 35 μmol/L↓，谷草转氨酶 72 U/L↑，血钾 3.61 mmol/L。血气分析：pH 7.45，PCO_2 46 mmHg↑，PO_2 73 mmHg↓，乳酸 1.0 mmol/L↑，HCO_3^- 32 mmol/L↑，剩余碱 7.0 mmol/L↑，SaO_2 95%。肿瘤标志物：CA199 92 U/mL↑，鳞状上皮细胞癌相关抗原 9.9 ng/mL。血沉 8 mm/h。尿常规、便常规、心梗三项＋BNP、血凝、D－二聚体未见异常；抗核抗体、抗中性粒细胞抗体阴性。

[入院诊断]

肺部感染，乏力待查：重症肌无力？胸腺占位。

[诊疗过程]

入院后给予抗生素抗感染治疗，入院第二天患者突发呼吸困难加重、指尖氧饱和度下降，体格检查可闻及湿性啰音，不除外急性左心力衰竭，给予利尿、强心对症治疗效果欠佳，患者双眼睑下垂明显，结合患者存在呼吸困难、全身乏力症状，考虑不除外重症肌无力，遂给予新斯的明（0.5 mg）静脉推注，效果佳，数分钟后患者呼吸困难明显好转，双眼睑可上抬，并给予溴吡斯的明（剂量 60 mg tid）口服。2017 年 1 月 18 日，完善胸部 CT（图 29－1）示前纵隔胸腺区占位病变（考虑胸腺瘤大小 4.84 cm×3.9 cm），右下肺斑片状炎性渗出，AChR－Ab 阳性，诊断为肺部感染，重症肌无力全身型，胸腺瘤，继续予以抗生素、口服溴吡斯的明治疗，期间症状反复发作，渐进性加重，均于服用溴吡斯的明后缓解，患者饮水呛咳，吞咽费力，构音障碍，服用溴吡斯的明后症状未见明显缓解，此时给予人免疫球蛋白 17.5 g qd，共 5 天，溴吡斯的明片 60 mg tid。入院后第 10 天于胸外科行全身麻醉下正中胸骨劈开胸腺瘤及胸腺扩大切除术。术中可见一形状不规则肿瘤，大小 5 cm × 4 cm × 3 cm，侵犯左无名静脉，肿瘤包膜不完整，质地韧，活动度较差（根据术中肉眼所见考虑胸腺瘤 Masaoka 临床分期为Ⅲ期）。自胸腺左叶上极开始解剖游离，肿瘤侵及左无名静脉前侧壁，沿静脉外膜游离肿瘤，解剖胸腺滋养血管，将肿瘤与胸腺完整游离开，完整切除胸腺及肿瘤。术后调整溴吡斯的明剂量：60 mg bid（8：00，14：00），90 mg bid（20：00，02：00）1 年后随访患者生命体征平稳，未再出现胸闷、呼吸困难等症状。

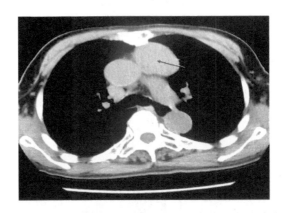

图 29 - 1　胸部 CT 提示：前纵隔胸腺区占位病变

病例讨论

重症肌无力(myasthenia gravis，MG)是乙酰胆碱受体（AChR - Ab）介导的，细胞免疫依赖及补体参与的神经 - 肌肉接头（NMJ）处传递障碍的自身免疫性疾病。病变主要累及 NMJ 突触后膜上乙酰胆碱受体（acytylcholine recrptor，AChR）。临床特征为部分或全身骨骼肌易疲劳，呈波动性肌无力，具有活动后加重、休息后减轻和晨轻暮重等特点。

临床分型：①成年肌无力：Osserman 分型：Ⅰ型，单纯眼肌型（15%～20%）预后好；Ⅱ型，轻度全身型：a 型不伴延髓肌麻痹（30%）；b 型伴有延髓肌麻痹（25%）；Ⅲ型，急性重症型（15%）死亡率高，首发症状出现后数周内发展到所有骨骼肌；Ⅳ型，迟发重症型（10%）预后差，2 年内由Ⅰ、Ⅱa、Ⅱb 型发展而来，症状同Ⅲ型，常合并胸腺瘤；Ⅴ型，肌无力伴肌萎缩型。②儿童型肌无力：以单纯眼外肌麻痹为主，分为新生儿型和先天性肌无力。③少年型肌无力：14～18 岁发病，以睑下垂，斜视、复视为多见。吞咽困难，全身肌无力较儿童型多见。④药源性 MG：可发生在青霉胺治疗肝豆状核变性，类风湿性关节炎和硬皮病患者。临床症状和 ACHR - Ab 滴度与成人型 MG 相似，停药后症状消失。⑤重症肌无力危象：呼吸肌功能受累导致严重呼吸困难状态，危及生命者，应积极进行人工辅助呼吸，包括正压呼吸、气管插管和气管切开，监测动脉血气分析中血氧饱和度和二氧化碳分压情况，重症肌无力危象前状态指 MG 患者临床症状迅速恶化并出现危及生命的迹象，根据医生的判断危象在短期内（数天或数周）发生。

抗胆碱酯酶药溴吡斯的明可改善临床症状；皮质类固醇应用于抗胆碱酯酶药反应差并已行胸腺切除术的患者；免疫抑制剂，如环孢素 A 用于治疗全身型和眼肌型 MG；血浆置换，用于病情急剧恶化或肌无力危象者暂时改善症状，或胸腺切除术前处理，避免或改善术后呼吸危象；免疫球蛋白同血浆置换并较血浆置换简单易行。

此患者为胸腺瘤合并重症肌无力，因呼吸道感染、乏力入院，反复就诊于呼吸科、神经内科均漏诊，入院后出现重症肌无力危象，突发呼吸困难、心肌损伤、心力衰竭，给予静脉滴注溴吡斯的明后效果好，随着病程延长，患者间断反复出现重症肌无力危象，经家属同意后给予手术治疗，术前予免疫球蛋白后 10 天行胸腺瘤切除术，术后给予甲泼尼龙 10 天并逐渐减量至有效剂量，同时应用溴吡斯的明治疗并调整剂量。肌无力症状和体征在某些条件下会有所加重，如上呼吸道感染、腹泻、甲状腺疾病、怀孕、体温升高、精神创伤和用影响神经肌肉接头传递的药物等，此患者因肺部感染发病加重肌无力症状和体征并诱发重症肌无力危象，曾被漏诊，延误治疗，在临床中不可轻视老年不典型重症肌无力。此病经免疫抑制剂、机械通气、重症监护技术治疗后，死亡率（直接死于 MG 及其并发症的比例）已降至 5% 以下，此患者治疗后至今生命体征平稳。

专家点评

　　该患者病初无明显重症肌无力症状，但以咳痰无力、呼吸困难为突出症状，故先考虑该患者患有呼吸系统疾病，影像学表现支持肺部炎症，经治疗无明显好转，且呼吸困难逐渐加重，单纯诊断为呼吸系统疾病难以解释临床症状，通过新斯的明实验及其他辅助检查明确重症肌无力诊断，考虑该患者合并肺部感染，肌无力危象可由此诱发。因此，临床遇见呼吸困难患者，需警惕患者患有神经系统疾病，如肌无力综合征、延髓麻痹、肉毒杆菌中毒、吉兰 - 巴雷综合征、慢性炎性脱髓鞘性多发性神经病、进行性肌萎缩等。

参考文献

1. 中华医学会神经病学分会神经免疫学组，中国免疫学会神经免疫学分会. 中国重症肌无力诊断和治疗指南 2015 [J]. 中华神经科杂志，2015，48（11）：934 - 940.

2. SANDERS D B, WOLFE G I, BENATAR M, et al. International consensus guidance for management of myasthenia gravis: Executive summary [J]. Neurology, 2016, 87（4）：419 - 425.

笔记

病例 30
老年脑梗死合并肺部感染

病例介绍

患者，男，80岁。主因"咳嗽、咳痰10余年，加重5天"于2018年4月2日入院。

现病史：患者10余年前开始反复咳嗽、咳痰，季节变化、晨起时咳嗽次数增多，痰量增加，为白色痰，易咳出，无喘憋、咯血、胸痛，无反酸、恶心、呕吐，无发热、乏力、盗汗等，每年持续发作3个月，曾就诊于我院门诊，诊断"慢性支气管炎"。5天前患者受凉后出现流涕、咳嗽、咳痰情况，痰量明显增多，伴发热，最高体温为38.5℃，无寒战，口服氯雷他定后流涕减轻，就诊于我院急诊，胸部CT提示双肺渗出病变，给予退热对症治疗，同时给予"头孢噻肟舒巴坦、左氧氟沙星"抗感染、"氨溴

笔记

235

索"化痰等治疗，3天后患者的体温降至正常。患者入院前1天出现一过性偏侧肢体活动障碍（具体描述不清），为进一步诊治入院。

既往史：高血压、高脂血症病史10年；2型糖尿病史30余年；2年前外伤致硬膜外血肿史，行手术治疗。吸烟30余年，20支/日。

[体格检查]

血压120/80 mmHg，神志清，回答切题，桶状胸，双肺呼吸音粗，双下肺可闻及少许湿性啰音，无哮鸣音，心腹（-）。双下肢不肿。神经系统体格检查未见阳性定位体征。

[辅助检查]

2018年4月1日，我院急诊胸部CT（图30-1）：双下肺渗出病变；颅脑CT：脑萎缩，脑内多发缺血灶，右侧见导管结构进入硬膜下。2018年4月3日颅脑CT（图30-2）：脑萎缩，脑内多发缺血灶，右侧见导管结构进入硬膜下。

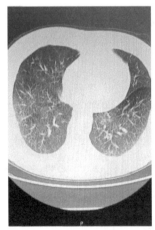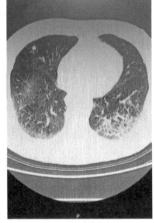

图30-1 4月1日胸部CT与4月25日胸部CT

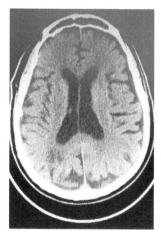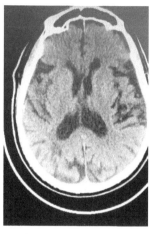

图30-2　4月3日患者颅脑 CT

[入院诊断]

① 慢性支气管炎合并双下肺炎，短暂性脑缺血发作？②高血压3级（极高危）；③2型糖尿病；④高脂血症；⑤硬膜外血肿术后。

[诊疗过程]

入院后给予抗感染、化痰、控制血压、降糖等治疗。痰培养：革兰氏阳性球菌；真菌感染。患者入院第二日（4月3日）午餐后突发左侧肢体无力。神经系统体格检查：神志清，口齿欠清，左侧鼻唇沟浅，口角向右歪斜，左侧肢体肌力Ⅴ级，左侧病理征阳性。急查颅脑 CT：颅内多发缺血灶（与4月2日变化不大）。考虑急性脑梗死可能性大，建议溶栓治疗，交代相关风险，患者家属拒绝溶栓治疗。给予阿司匹林、氯吡格雷抗血小板、强化降脂、改善循环、扩血管、增加侧支循环等治疗。完善颅脑 MRI 示右侧基底节区、放射冠新发梗死灶（图30-3，图30-4）。头颅 MRA（图30-5）：责任血管右侧大脑中动脉 M1 段闭塞；患者新发梗死病灶未累及大脑中动脉皮层支分布区域，考虑右侧大脑中动脉为慢性闭塞，脑梗死病因考虑为大动脉粥样硬化性。患者入院后仍有发热，痰培养：革兰氏阳

笔记

性球菌合并真菌感染，给予抗炎及抗真菌治疗。

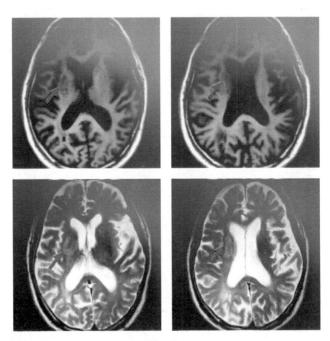

图 30 - 3　T₁ 见右侧放射冠低信号影，T₂ 见右侧放射冠高信号影

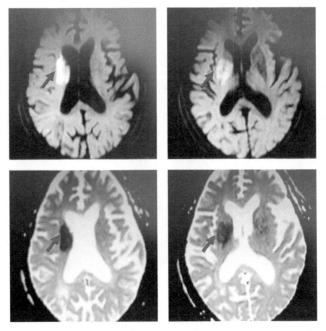

图 30 - 4　DWI 见右侧放射冠高信号影，ADC 见右侧放射冠低信号影

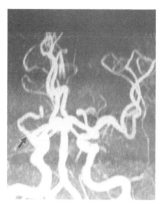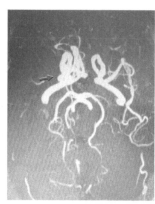

图30-5　4月3日颅脑 MRA 见右侧大脑中动脉闭塞

4月4日患者出现左侧肢体肌力逐渐加重致肌力0级，嗜睡，左侧中枢性面舌瘫，左侧偏身感觉障碍，NIHSS 评分11分。4月11日患者出现呕吐咖啡色胃内容物，隐血试验为阳性，考虑存在上消化道出血，应激性溃疡可能，暂停抗血小板药物；待患者消化道出血稳定后加用氯吡格雷抗血小板治疗。4月25日复查胸部 CT 示：双肺渗出病变，较前加重，继续抗感染等治疗，同时给予康复训练、针灸、理疗治疗。经治疗后患者左侧下肢恢复至3级，左上肢肌力0级。患者2018年5月2日因重症肺炎迁延不愈，转至外院呼吸科继续治疗，2个月后因重症肺炎死亡。

病例讨论

患者肺部感染后新发脑梗死，并持续进展，考虑脑梗死及进展原因与肺部感染有关。有研究表明，25% 的缺血性脑卒中患者发病前4周内多有感染史，提示脑卒中前的近期感染与脑卒中的急性发生率存在一定相关性。Smeeth 等人一项关于19 063例首次发生脑卒中的患者与急性感染的研究结果发现，在呼吸道、泌尿系感染后的前3d 脑卒中发生风险最高，随后脑卒中发生的风险性逐渐减低，提示近期感染可能是诱导脑卒中发生的原因之一。Syrjanen 研究了 54 例 50 岁以下的急性脑卒中患者，提出近期感染是中青年脑梗死发生的重要危险因素之一。Grau 对 197 例 18～80 岁缺血性脑卒中患者的研究显示，近期感染是任何年龄段脑梗死发生的重要危险因素。一项 358 例近期感染与急性脑卒中关系的病例对照研究表明，近期感染是缺血性脑卒中的独立危险因素，以呼吸系统、消化系统和泌尿系统感染为主，且脑卒中前 1 周内感染比例占近期感染总例数的 77.59%，提示脑卒中发生前 1 周内的感染显著提高了脑梗死的危险性。

目前认为感染导致脑卒中的主要机制为：①感染刺激炎症反应产生，诱导炎症瀑布级联反应促进动脉粥样硬化形成、斑块破裂、血栓形成；②病原体直接入侵血管病导致血管平滑肌增殖，细胞因子增加；③感染可能会驱使远隔区域继发感染，继发性损伤动脉壁；④感染后血小板聚集导致高凝状态、血管舒张功能失调。

专家点评

该患者老年男性，因肺炎入院，院内发生急性缺血性脑卒中，有溶栓指征，但该患者高龄，初期为轻型脑卒中，属于溶栓相对禁忌，无绝对禁忌证，患者家属拒绝，故未给予溶栓。后期出现脑卒中进展，考虑与患者肺炎进展互为因果关系。另外需注意梗死后增加补液改善脑灌注，早期胃管，加强护理。如果预测到患者拔管可能性低，应尽早气管切开，避免误吸及院内感染等。

参考文献

1. HSU C S. Infectious causes of stroke [J]. Lancet Infect Dis, 2015, 15 (6): 631 - 632.

2. SMEETH L, THOMAS S L, HALL, et al. Risk of myocardial infarction and stroke after acute infection or vaccination [J]. ACC Current Journal Review, 2005, 14 (3): 12 - 13.

3. SYRJÄNEN J, VALTONEN V V, LIVANAINEN M, et al. Preceding infection as an important risk factor for ischaemic brain infarction in young and middle aged patients [J]. Br Med J (Clin Res Ed), 1988, 296 (6630): 1156 - 1160.

4. GRAU A J, BUGGLE F, HEINDL S, et al. Recent infection as a risk factor for cerebrovascular ischemia [J]. Stroke, 1995, 26 (3): 373 - 379.

5. 赵红领, 杜秦川. 近期感染与急性脑梗死关系的临床研究 [J]. 中原医刊, 2008, 35 (6): 29 - 31.

6. ELKIND M S. Inflammatory mechanisms of stroke [J]. Stroke, 2010, 41 (S10): S3 - S8.

笔记

病例 31
高龄下肢动脉硬化闭塞症

病例介绍

患者，女，82岁。主因"双下肢皮温发凉1年余，右前足底麻木3个月"入院。

现病史：患者1年余前无明显诱因出现双下肢及足部皮温低，给予充分保暖效果不佳，无疼痛、皮肤颜色改变及溃疡，未系统诊治。3个月前患者无明显诱因出现右前足底麻木，伴有皮肤发红及双足部散在出血点，右足部第一脚趾红肿及疼痛，无间歇性跛行及静息痛，曾就诊于普外科门诊，考虑"右足第一脚趾甲沟炎"，给予消炎、止痛及清创（具体不详）等治疗后好转，但双下肢皮温仍低，右前足皮肤仍偏红，偶伴轻度水肿。行下肢血管超声示左侧股动脉轻度狭窄，股浅动脉重度狭窄，腘动脉闭塞，右侧腘动脉重度狭窄至闭塞,门诊以"下肢动脉硬化闭塞症"收入院。

既往史:高血压病史 20 余年,血压最高 160/90 mmHg。骨质疏松症病史 3 年余。高脂血症及高尿酸血症病史 1 年余。否认明确糖尿病、肾病病史;否认肺结核、肝炎等传染病病史;无吸烟饮酒史。

[体格检查]

体温 36.2℃,脉搏 76 次/分,呼吸 18 次/分,血压 125/74 mmHg。心肺腹部神经系统体格检查无明显异常,双下肢及双足部皮温凉,双侧足背动脉未触及,右前足皮肤略紫。

[辅助检查]

血常规、血凝、血沉、甲状腺功能、乙肝相关抗体、肝功能、肾功能、离子、肿瘤标志物、心梗三项、BNP、尿便常规、自身免疫性相关抗体等检查未见明显异常。血脂示 TC 6.34 mmol/L,TG 2.53 mmol/L,LDL - C 4.17 mmol/L。心电图示窦性心律,心率 82 次/分,完全性右束支传导阻滞。心脏超声示左室肥厚、主动脉瓣钙化并狭窄、反流(轻度),主动脉前向血流增快、三尖瓣反流(轻度)、左室舒张功能减低。颈部血管超声示双侧颈总、颈内动脉多发斑块形成(伴右侧颈内局段狭窄 60%)。肾血管超声示双肾动脉血流速度减慢。腹部 B 超示双肾囊肿,余未见异常。下肢血管 CTA 示腹主动脉远段、双侧髂总、髂外、股、腘动脉见多发软、硬、混合斑块形成,管腔狭窄及闭塞,右侧最重处位于腘动脉,局部管腔闭塞,左侧最重处位于股动脉下段,局部管腔重度狭窄。双侧胫前、胫后、腓动脉显示欠佳。左右下肢的 ABI 分别为 0.62 和 0.56。

[入院诊断]

①下肢动脉硬化闭塞症;②高血压 2 级(极高危);③高脂血症;④高尿酸血症;⑤甲沟炎;⑥骨质疏松症。

[诊疗过程]

入院后给予阿司匹林及氯吡格雷双联抗血小板、苯磺酸氨氯地平及美托洛尔降压、阿托伐他汀钙调脂稳定斑块、前列地尔改善动脉微循环等治疗，但效果欠佳。于2018年4月27日在导管室行右下肢动脉（腘动脉）腔内球囊成形术（图31-1），术后给予低分子肝素序贯双联抗血小板治疗。术后患者右下肢皮温及足部皮温好转，右前足皮肤发红较前变浅，胫前及胫后动脉搏动明显增强。门诊随访未诉不适。

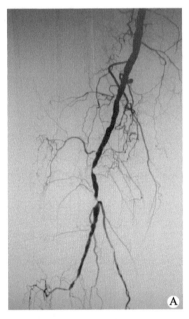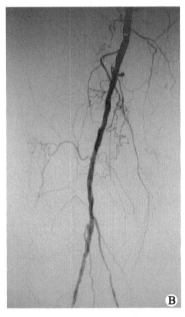

图31-1　行右下肢动脉（腘动脉）腔内球囊成形术，
A为术前，B为术后

病例讨论

下肢动脉硬化闭塞症（arteriosclerosis obliterans，ASO）是指由于动脉硬化造成的下肢供血动脉内膜增厚、管腔狭窄或闭塞，病变肢体血液供应不足，引起下肢间歇性跛行、皮温降低、疼痛甚至发生溃疡或坏死等临床表现的慢性进展性疾病，常为全身性动脉硬化血管病变在下肢动脉的表现。随着社会整体生活水平的提高和人口的老龄化，下肢动脉硬化闭塞症的发病率逐年提高。主要病因是动脉粥样硬化，发病因素包括吸烟、高血压、高脂血症、糖尿病、高同型半胱氨酸血症、慢性肾功能不全、炎性指标升高等，其中吸烟和糖尿病的危害最大；其次病因是高脂血症，尤其是低密度脂蛋白胆固醇升高，与全身多部位动脉粥样硬化的发生密切相关。ASO早期可无明显症状，或仅有轻微不适，如怕冷、发凉等；逐渐出现间歇性跛行症状，表现为行走一段距离后，出现患肢疲劳、酸痛，被迫休息一段时间；休息后症状可得到完全缓解，再次行走后症状复现，每次行走的距离、休息的时间一般较为固定，这是下肢动脉硬化闭塞症的特征性症状。酸痛的部位与血管病变的位置存在相关性。随着病变发展则出现静息痛，即在患者休息时就存在肢端疼痛，平卧及夜间休息时容易发生。最终肢体可出现溃疡、坏疽，多由轻微的肢端损伤诱发。

[ASO的辅助检查]

（1）实验室检查

血常规：明确有无血红蛋白增多症、红细胞增多症、血小板增多症；血糖：空腹及餐后血糖，糖化血红蛋白；尿常规：了解有无血尿或蛋白尿；肾功能：了解肾功能对判断患者是否耐受血管外科手术十分重要，有利于评估术后肾衰竭的可能性及采取相应的对策；血脂水平：空腹胆固醇水平>7 mmol/L人群中间歇性跛行的发病率成倍增加，总血脂浓度与HDL的比值是反映下肢动脉硬化发生的最佳预测指标之一。LDL增高是独立的危险因素，与动脉硬化发病率呈正相关，而与HDL呈负相关。

笔记

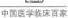

（2）影像学检查

ABI 测定：初步评估动脉阻塞及肢体缺血程度。其计算方法是踝部动脉（胫后动脉或足背动脉）收缩压与上臂收缩压（取左右手臂数值高的一侧）的比值。正常值为 1.0～1.4，0.91～0.99 为临界值。ABI≤0.9 可诊断为下肢缺血。超声检查：通过测量内中膜厚度、斑块大小、明确斑块性质、结合彩色多普勒成像及频谱多普勒可以诊断动脉狭窄或闭塞的部位和程度，收缩期峰值流速、病变部位和程度、并提供收缩期峰值流速、病变部位与病变近心端的峰值流速比值、搏动指数等血流动力学参数。计算机断层动脉造影（CTA）：术前常用的无创诊断方式，随着机器性能的提高和软件的更新，在一定程度上可以替代数字减影血管造影（DSA）。数字减影血管造影：可以准确显示病变部位、性质、范围和程度，目前仍然是诊断 ASO 的金标准。

[ASO 的诊断标准]

①年龄 >40 岁；②有吸烟、高血压、高脂血症、糖尿病等动脉粥样硬化的危险因素；③有下肢动脉硬化闭塞症的临床表现；④缺血肢体远端动脉搏动减弱或消失；⑤ABI≤0.9；⑥下肢血管彩超、CTA、MRA 和 DSA 的等影像学检查显示相应动脉的狭窄或闭塞。符合上述诊断标准的前 4 条可以做出 ASO 的临床诊断。

ASO 的分期和分级标准见表 31 –1。

表 31 –1　Fontaine 和 Rutherford 关于下肢 ASO 的分级和分类

Fontaine 分类		Rutherford 分类		
期别	临床表现	级别	类别	临床表现
Ⅰ期	无症状	0	0	无症状
Ⅱa 期	轻度间歇性跛行	Ⅰ	1	轻度间歇性跛行
Ⅱb 期	中 – 重度间歇性跛行	Ⅰ	2	中度间歇性跛行
Ⅲ期	静息痛	Ⅰ	3	重度间歇性跛行

（续表）

Fontaine 分类		Rutherford 分类		
期别	临床表现	级别	类别	临床表现
Ⅳ期	组织溃疡、坏疽	Ⅱ	4	静息痛
		Ⅲ	5	轻微组织缺损
		Ⅳ	6	组织溃疡、坏疽

[ASO 的治疗]

（1）针对心血管危险因素的治疗

降脂药物治疗：建议下肢 ASO 患者使用他汀类药物降脂治疗，对于具有缺血高风险的下肢 ASO 患者，建议控制 LDL 水平 <1.8 mmol/L。

抗高血压药物治疗：小剂量开始，优先选择长效制，联合应用及个体化。对仅合并高血压的下肢 ASO 患者建控制血压 <140/90 mmHg；对于有高血压同时合并糖尿病或慢性肾病的下肢 ASO 患者建议控制血压 <130/80 mmHg。

糖尿病治疗：糖尿病是动脉硬化发生发展的重要危险因素，对于合并糖尿病的下肢 ASO 患者，必须加强饮食管理。控制血糖目标值，空腹血糖 4.44~6.70 mmol/L，餐后血糖 6.7~8.9 mmol/L，糖化血红蛋白 <7.0%。

戒烟：吸烟可引起血管痉挛、血管内膜损伤、脂类代谢异常等，加重或促进动脉硬化发生发展。戒烟是预防和治疗下肢 ASO 的重要措施之一。

抗血小板和抗凝治疗：抗血小板药物共同的作用是抑制血小板活化、黏附、聚集和释放功能，从而产生预防血栓形成、保护血管内皮细胞、扩张血管和改善血液循环的作用。推荐使用的抗血小板药物包括阿司匹林、氯吡格雷、西洛他唑等。

（2）间歇性跛行的治疗

运动和康复治疗：规律的有氧运动可改善最大平板步行距离、生活质量和生活能力。运动治疗必须在专业指导下进行，每次步行 30～45 min，每周至少 3 次，至少持续 12 周。推荐的运动方式有行走、伸踝或屈膝运动。Fontaine Ⅳ 级患者不推荐进行常规运动治疗。

药物治疗：①西洛他唑（Cilostaz）：是一种强效磷酸二酯酶 Ⅲ 抑制剂，具有抗血小板活性和舒张血管特性，不仅能够直接抑制血小板功能，改善内皮细胞功能，还可通过减少循环中活化或预调节的血小板数目而有效预防血栓性疾病，被 TASC Ⅱ 指南推荐作为治疗间歇性跛行的一线药物。②前列腺素类药物：可以扩张血管和抗动脉粥样硬化（保护血管内皮、抗内膜增生、抗血小板），可提高患肢 ABI，改善由下肢缺血引发的间歇性跛行、静息痛及溃疡等症状。③沙格雷酯：5 - 羟色胺（5 - HT2）受体选择性拮抗药。通过选择性地拮抗 5 - HT2 与 HT2 受体的结合，抑制血小板凝集及血管收缩。用于改善慢性动脉闭塞症引起的溃疡、疼痛及冷感等缺血症状。

血运重建：应根据患者的自身情况个体化选择合理的血运重建方式。无症状或症状轻微的下肢 ASO 无须预防性血运重建。①腔内治疗：当间歇性跛行影响生活质量，运动或药物治疗效果不佳，而临床特点提示采用腔内治疗可以改善患者症状并且具有良好的风险获益比时，建议采用腔内治疗，包括经皮球囊扩张成形术（PTA）、支架植入、斑块切除术、激光成形术、切割球囊、药物球囊、冷冻球囊，以及用药物溶栓治疗或血栓切除等。可以采用腔内治疗的临床特点为：主 - 髂动脉病变：主 - 髂动脉 TASC A～C 级病变推荐首选腔内治疗。当 TASC D 级病变合并严重的内科疾病或存在其他手术禁忌时也可以选择腔内治疗，但应在有经验的中心完成。当球囊扩张效果不满意时（如跨病变压力差持续存在、残余狭窄＞50％或发生影响血流的夹层）应植入支架。股－腘动脉病变：股－腘动脉 TASC A～C 级病变应将腔内治疗作为首选治疗方式。球囊扩张成形术是最常用的腔内治疗方法。支架植入可以作为球囊扩张效果不满意或失败后的补救治疗方法，药物涂层球囊较普通球囊具有更高的近期通畅率。激光成形和斑块切除技术等也是股－腘动脉病变腔内治疗的选择。腘动脉以下病变：保肢是腘动脉以下病变腔内治疗的最主要目的。当需要重建腘动脉以下血运时，腔内治疗应作为首选治疗方案，球囊扩张是首选治疗方法，不推荐常规支架植入治疗。②手术治疗：严重间歇性跛行影响患者生活质量，经保守治疗效果不佳，影像学评估流入道和流出道解剖条件适合手术，全身情况能够耐受者可以通过解剖旁路或解剖外旁路来重建病变部位血供。术后需定期随访，内容包括记录跛行症状好转情况，病变近端、移植物和远端血管的脉搏情况，多普勒超声检查整个移植物并记录收缩期速度峰值，计算跨病变部位的速度比，测量静息和运动时 ABI。

（3）严重下肢缺血和保肢治疗

严重下肢缺血（critcal limb ischemia，CLI）是下肢动脉疾病最严重的临床表现，特点为由动脉闭塞引起的缺血性静息痛、溃疡或坏疽。CLI 患者的预后远不如间歇性跛行患者好，表现在高截肢率及高死亡率，因此，对 CLI 的治疗应更为积极。CLI 治疗的目的是保肢，当技术可行时，应对所有 CLI 患者进行血管重建。如果肢体已经是终末期缺血或存在严重感染（如气性坏疽），此时紧急截肢是救命的唯一选择。缺血性静息痛或肢体坏疽引起的疼痛需要适当、有效的止痛治疗。对于缺血性溃疡或坏疽合并感染的患者，需

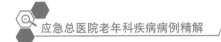

要在病原学检查结果的指导下，有针对性地使用广谱、足量、足疗程的全身抗生素治疗。

（4）急性下肢缺血治疗

急性肢体缺血（acute limb ischemia，ALI）的患者可在数小时内发生神经和肌肉的不可逆性损伤，因此应强调对所有怀疑 ALI 的肢体血流情况进行多普勒超声检查，尽快评估并决定治疗方案。对所有 ALI 患者要立即开始抗凝治疗，通常用肝素或低分子肝素。对于威胁肢体存活的患者，需行急诊血运重建。血运重建的方法包括经皮导管内溶栓、经皮机械取栓术、外科血栓切除、旁路手术及动脉修复等。

（5）中医中药治疗

中医以辨证论治为主，但活血化瘀法贯穿始终，常配合静脉滴注活血化瘀药物，以建立侧支循环，改善肢体血运。

回顾本例患者的病史、症状、体征及辅助检查，总结其病例特点为：①高龄女性，有高血压、高脂血症等动脉粥样硬化的危险因素。②存在双下肢皮肤发凉伴有右足前部皮肤的发红及麻木感等临床表现，药物保守治疗效果不佳。③血常规、尿常规、肝功能、肾功能、血糖等检查未见明显异常，但血脂控制欠佳，TC、TG 及 LDL－C 均明显升高。④下肢血管超声及下肢动脉 CTA 结果提示双下肢动脉均有不同程度的狭窄至闭塞。⑤左右下肢的 ABI 明显减低。

根据诊断标准患者下肢 ASO 诊断成立，但需和以下疾病相鉴别：①高凝状态或代谢缺陷（心磷脂抗体综合征、胆固醇栓塞、高半胱氨酸血症等）。患者发病年龄轻、缺乏动脉硬化高危因素、但多次发生血栓性事件、有明显家族史和阻塞部位异常、常规治疗效果不佳等情况出现时，则需要进一步的实验室检查排除非动脉硬化的可能性。该患者存在明确的多种动脉粥样硬化危险因素，实验室检查血常规、炎症指标、自身免疫相关抗体及同型半胱氨酸水平均未见明显异常，故下肢 ASO 暂不考虑非动脉硬化性因素所致。②血栓闭塞性脉管炎：多见于青壮年男性，90% 以上有吸烟史，是一种慢性、周期性加剧的全身中、小型动、静脉的闭塞性疾病。主要累及下肢的动脉、胫后动脉或股动脉等。约有 40% 患者在发病早期或发病过程中，小腿及足部反复发生游走性血栓性浅静脉炎。动脉造影可见动脉呈阶段性狭窄或闭塞状态，病变近、远端动脉光滑平整，无扭曲及扩张段。该患者为老年女性，无吸烟史，下肢血管检查未见血栓征象，故不考虑该诊断。③结节性动脉周围炎：可有行走时下肢疼痛的症状，病变常有散在的瘀斑、缺血或坏死，常有发热、乏力、体重减轻、红细胞沉降率增快等，并常伴有内脏器官病变，很少引起较大的动脉闭塞或动脉搏动消失，该患者的发病特点与上述症状描述不符。根据指南，患者为股 – 腘动脉 TASC A ~ C 级病变，故将腔内治疗作为首选治疗方式，球囊扩张成形术是最常用的腔内治疗方法。入院后完善相关检查后给予患者在导管室行右下肢动脉（腘动脉）腔内球囊成形术，术后给予低分子肝素序贯双联抗血小板治疗，症状明显改善，因腘动脉远端血管较细，故未给予进一步处理。经与家属充分沟通后因左下肢症状略轻且无麻木等临床表现，故给予抗血小板、调脂及改善微循环等药物保守治疗，效果不佳时考虑择期手术。

专家点评

该患者存在高龄、高血压、高脂血症等多种动脉粥样硬化的危险因素，以双下肢皮温发凉及右前足底麻木为主要临床表现，根据下肢血管超声、下肢动脉 CTA 及 ABI 等检查结果，下肢动脉粥样硬化闭塞症诊断明确且药物保守治疗效果欠佳，存在手术适应证。根据指南给予患者行右下肢腘动脉腔内球囊扩张成形术，因腘动脉远端动脉较细，故远端病变未予处理，术后右下肢血供较前明显恢复，症状明显改善。值得注意的是患者全身动脉粥样硬化较重，外周动脉（颈动脉）亦存在中度狭窄，双肾动脉血流速度减慢，目前虽无心肌缺血表现且心功能稳定，但不除外冠脉狭窄病变，故术前建议患者行冠脉 CTA 检查明确心肌供血情况，减低围手术期风险的发生。另外，老年高龄低体重女性，术后需长期服用抗血小板药物时应警惕消化道出血的发生，该患者既往否认消化道溃疡等病史，但在临床工作中应指导患者行 C^{13} 呼气试验检查以排除溃疡发生的诱因减低出血风险，同时注意监测便潜血及血红蛋白变化情况，并加用 PPI 类药物预防消化道出血。

参考文献

1. CATAPANO A L, REINER Z, DE BACKER G, et al. ESC/EAS Guidelines for the management of dyslipidaemias The Task Force for the management of dyslipidaemias of the European Society of Cardiology（ESC）and the European Atherosclerosis Society（EAS）[J]. Atherosclerosis, 2011, 217（1）: 3 - 46.

2. MANCIA G, LAURENT S, AGABITI - ROSEI E, et al. Reappraisal of European guidelines on hypertension management: a European Society of Hypertension Task Force document [J]. J Hypertens, 2009, 27（11）: 2121 - 2158.

3. HENNRIKUS D, JOSEPH A M, LANDO H A, et al. Effectiveness of a smoking cessation program for peripheral artery disease patients: a randomized controlled trial [J]. J Am Coll Cardiol, 2010, 56（25）: 2105 - 2112.

4. ANTITHROMBOTIC TRIALISTS' （ATT） COLLABORATION, BAIGENT C, BLACKWELL L, et al. Aspirin in the primary and secondary prevention of vascular disease: collaborative meta - analysis of individual participant data from randomised trials [J]. Lancet, 2009, 373（9678）: 1849 - 1860.

笔记

5. O'DONNELL M E, BADGER S A, SHARIF M A, et al. The vascular and biochemical effects of cilostazol in patients with peripheral arterial disease [J]. J Vasc Surg, 2009, 49 (5): 1226 - 1234.

6. SPRONK S, BOSCH J L, DEN HOED P T, et al. Intermittnt claudication: clinical effectiveness of endovascular revascularization versus supervised hospital - based exercise training - randomized controlled trial [J]. Radiology, 2009, 250 (2): 586 - 595.

7. LAIRD J R, KATZEN B T, SCHEINERT D, et al. Nitinol stent implantation versus balloon angioplasty for lesions in the superficial femoral artery and proximal popliteal artery: twelve - month results from the RESILIENT randomized trial [J]. Circ Cardiovasc Interv, 2010, 3 (3): 267 - 276.

8. FERRARESI R, CENTOLA M, FERLINI M, et al. Long - term outcomes after angioplasty of isolated, below - the - knee arteries in diabetic patients with critical limb ischaemia [J]. Eur J Vasc Endovasc Surg, 2009, 37 (3): 336 - 342.

9. CONRAD M F, KANG J, CAMBRIA R P, et al. Infrapopliteal balloon angioplasty for the treatment of chronic occlusive disease [J]. J Vasc Surg, 2009, 50 (4): 799 - 805.

10. SIABLIS D, KARNABATIDIS D, KATSANOS K, et al. Infrapopliteal application of sirolimus - eluting versus bare metal stents for critical limb ischemia: analysis of long - term angiographic and clinical outcome [J]. J Vasc Interv Radiol, 2009, 20 (9): 1141 - 1150.

11. BROWN J, LETHABY A, MAXWELL H, et al. Antiplatelet agents for preventing thrombosis after peripheral bypass surgery [J]. Cochrane Database Syst Rev, 2008, 8 (4): CD000535.

12. DIEHM N, SCGUKKUBGER M, MINAR E, et al. TASC Ⅱ section E3 on the treatment of acute limb ischemia: commentary from European interventionists [J]. J Endovasc Ther, 2008, 15 (1): 126 - 128.

13. SOBEL M, VERHAEGHE R. Antithrombotic therapy for peripheral artery occlusive disease: American College of Chest Physicians Evidence - Based Clinical Practice Guidelines (8th Edition)[J]. Chest, 2008, 133 (6S): 815S - 843S.

笔记

病例 32
以反复脑出血为表现的脑淀粉样变性

病例介绍

患者，女，81岁。主因"跌倒后头痛、视物不清19 h"入院。患者19 h前不慎跌倒，头部着地，出现头痛，以后枕部为著，性质剧烈，呈持续性，无头晕、恶心、呕吐，无意识障碍，双眼视物不清，有视野缺损，就诊于急诊科，查头颅CT提示右枕叶出血，给予降颅压、改善脑细胞代谢治疗，患者头痛症状较前有所好转，为进一步治疗收入院。

既往史：糖尿病病史2年，口服阿卡波糖降糖治疗；冠状动脉粥样硬化性心脏病病史10年，长期服用阿司匹林、欣康等药物。否认高血压、高脂血症、脑血管病、肾病病史。家族中否认遗传病史。

[体格检查]

体温 38.5 ℃，脉搏 90 次/分，血压 145/67 mmHg。神清语利，左侧视野同向性偏盲，双侧瞳孔等大等圆，直径 3 mm，光反射灵敏，眼球活动充分，复视、眼震阴性，双侧额纹对称，伸舌居中。双肺呼吸音粗，未闻及干、湿性啰音。心率 90 次/分，律齐，腹软，无压痛、反跳痛及肌紧张，四肢肌力 V 级，肌张力正常，腱反射正常，双侧 Babinski 征阴性，颈软，克氏征、布氏征阴性。

[辅助检查]

血常规、血沉、肿瘤标志物、同型半胱氨酸、血脂、尿酸、尿常规、便常规、自身免疫性相关抗体大致正常。糖化血红蛋白 6.8%。血凝；FIB（纤维蛋白原）461 mg/dL↑，D－二聚体 1.6 μg/mL↑。头颅 MRI 提示右侧枕叶脑出血（图 32－1），右侧放射冠腔隙性脑梗死（软化灶形成），脑白质变性，SWI 上可见多处皮质下微出血。

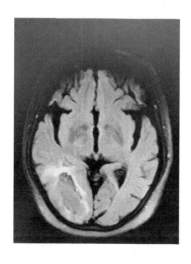

图 32－1　入院时查 MRI 显示右侧枕叶出血灶

[入院诊断]

脑出血（右枕叶）急性期、多发腔隙性脑梗死、2型糖尿病、冠状动脉粥样硬化性心脏病、稳定性心脏病、心功能Ⅱ级（NYHA分级）、低蛋白血症、高纤维蛋白原血症。

[诊疗过程]

入院后暂停阿司匹林，并完善相关检查。

患者入院后仍有轻度头痛伴有左侧视野同向性偏盲，考虑可能存在颅内高压，结合头颅MRI结果，定位为右侧枕叶出血，因出血量不大，给予甘露醇脱水降颅压，依达拉奉改善脑细胞代谢，醒脑静醒脑及其他对症药物治疗。患者入院时体温升高，完善相关检查除外感染所致的发热，考虑中枢性发热可能性大，给予对症支持治疗后体温恢复正常。患者经以上积极治疗后，病情相对稳定，无头痛、恶心、呕吐，复查头颅CT示右侧枕叶脑出血（亚急性期，血肿大小2.13 cm×4.08 cm），吸收改变（图32-2）。大脑中动脉硬化，陈旧梗死灶，经药物保守治疗后患者病情稳定，住院2周后出院。

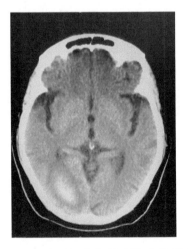

图32-2　入院后经药物保守治疗后复查头颅
CT显示右侧枕叶出血灶较前吸收

在对该患者随访过程中发现，患者出院 1 个月于劳累后再次出现头晕、头痛伴有恶心、呕吐及视物不清，程度较重，很快进展为意识丧失，送外院急诊抢救，行头颅 MRI 示右枕叶再发出血，出血量较大，约 45 mL，立即给予行脑室引流术，术后患者意识无恢复，目前持续药物治疗中。

病例讨论

脑出血是指非外伤性脑实质内血管破裂引起的出血，占全部脑卒中的 20%～30%，急性期病死率为 30%～40%。常见病因是高血压合并小动脉硬化，微动脉瘤或微血管瘤，其他包括脑血管畸形、脑膜动静脉畸形、淀粉样脑血管病、囊性血管瘤、颅内静脉血栓形成、特异性动脉炎、真菌性动脉炎，烟雾病和动脉解剖变异、血管炎、瘤卒中等。此外，血液因素有抗凝，抗血小板或溶栓治疗，嗜血杆菌感染，白血病，血栓性血小板减少症颅内肿瘤，酒精中毒及交感神经兴奋药等。用力过猛、气候变化、不良嗜好（吸烟、酗酒、食盐过多，体重过重）、血压波动、情绪激动、过度劳累等为诱发因素。该患者既往否认高血压病史，头颅 CT 及 MRI 检查未见明显血管畸形表现，自身免疫性相关抗体阴性可除外血管炎，无血小板相关疾病。

复发性脑出血是指患者首次自发性脑内出血后再次、甚至多次发生的脑出血。脑血管淀粉样变（cerebral amyloid angiopathy，CAA）是复发性脑出血的重要原因之一，是由于 β 淀粉样蛋白选择性地沉积于脑皮质及软脑膜中小动静脉的中膜及外膜，使小动脉失去正常功能和血管壁破坏，形成微小动脉瘤，破裂后导致出血。淀粉样物质在脑实质血管内沉积主要累及皮层动脉，最常见受累的皮

257

层动脉是位于顶叶皮层的小动脉。因此其出血部位主要发生在脑叶的皮层或皮层下。CAA发病率有随年龄增加而逐渐增高的趋势，这可能与老年人机体对β淀粉样蛋白的清除能力下降有关，动脉粥样硬化和高血压造成的血管壁损伤是可能的潜在促进因素。CAA的临床表现复杂，缺乏特异性。轻度脑血管淀粉样变性常存在于正常老年人脑中而不表现出任何症状，重度CAA可表现为反复和（或）多发的脑叶出血、快速进展性痴呆、短暂性神经缺损、亚急性认知功能减退及癫痫发作等。根据病史该患者在短时间内同一部位（右侧枕叶）连续出血，结合患者无其他发病诱因，应考虑脑淀粉样变性，预期会发生反复脑出血。

CAA的影像学表现：CT平扫可提示皮质下广泛低密度病灶，通常累及颞叶或额叶。几乎所有患者的MRI均异常，主要表现为T2或FLAIR上单发或多发的白质高信号，可伴水肿，病灶常为非对称性，可散在分布或融合成片或呈肿瘤样伴占位效应，灰质较少累及。T2WI上绝大多数患者存在皮质－皮质下微出血，部分患者皮质－皮质下既有微出血又有大出血，只有少数患者表现为大出血。约50%患者有脑白质疏松表现，50%患者有脑膜轻度增强。脑血管造影可见约22%患者存在轻度的双侧脑血管狭窄，主要是大脑中动脉、大脑前动脉的小分支。该患者两次右侧枕叶部位出血，且SWI可见多发的皮质下出血灶，虽尸检或脑组织活检是确诊脑血管淀粉样变性的金标准，但在临床上较难做到，故应考虑诊断为脑淀粉样变性。

在临床工作中，可参照波士顿标准作为脑血管淀粉性样变性的诊断依据，即分为4类：①肯定的CAA：完整的尸检资料显示脑叶、皮质或皮质－皮质下出血伴有严重血管淀粉样物质沉积的CAA，无其他病变；②病理学证实的CAA：临床症状和病理学组织（清除的血肿或皮质活检标本）显示脑叶、皮质或皮质下出血或仅有某种程度的血管淀粉样物质沉积，无其他病变；③很可能的CAA：年龄≥55岁，临床症状和影像表现均显示局限于脑叶、皮质或皮质-皮质下（包括小脑）多发出血，而没有其他原因引起的出血；④可能的CAA：年龄≥55岁，临床症状和影像学表现为无其他原因可以解释的单个脑叶、皮质或皮质下出血。目前临床上无特效治疗方法阻止或逆转淀粉样蛋白的沉积，故治疗的重点在于预防反复发作的出血及进行性痴呆，同时应注意防止过度抗凝、慎用抗血小板类药物。

对于新诊断的脑血管淀粉性样变性相关的出血，治疗上与其他原因脑出血的内科治疗大体相似，鉴于脑淀粉样血管病相关炎症（CAA-I）可能是机体对于Aβ的一种自身免疫反应，提示了免疫抑制疗法可能有效，约80%的CAA-I患者经大剂量激素冲击疗法或其他免疫抑制疗法后症状缓解，影像学病灶改善。但尚无统一方案，可先使用大剂量激素冲击疗法，如有效可进一步使用环磷酰胺或甲氨蝶呤等免疫抑制剂。

对于免疫抑制疗法的最佳疗程尚无定论，临床上常根据患者临床及影像学上对治疗的反应，以及脑脊液Aβ抗体水平进行疗效判断，一般1~3周即可判断患者对激素疗法是否敏感。当免疫抑制药物减量或撤退时，症状有可能复发。多数学者认为对于淀粉样脑血管病相关脑出血行血肿清除术，能降低颅内压，挽救因血肿引起显著占位效应并有脑疝形成可能的患者生命。对于血肿为30~60 mL、意识水平进行性下降的患者应及时进行血肿清除术，当血肿>60 mL且患者已昏睡或昏迷时，手术清除血肿预后较差。

专家点评

该例患者为老年女性，有冠心病、糖尿病病史，首次脑出血出现在轻微头部外伤后，伴有视野同向性偏盲，头颅 CT 证实为右侧枕叶出血，入院后完善相关检查，排除高血压、脑动脉瘤、脑血管畸形及全身血液系统等疾病引起的脑出血可能，头颅 MRI 检查提示右侧枕叶出血，T2WI 层面上可见皮层下多发小出血，经随访得知患者在发病 2 个月内再次在原部位脑出血，伴有意识障碍等神经系统症状，虽未行脑组织活检检查，但很可能为脑血管淀粉样变性（CAA）。研究表明，淀粉样蛋白通常沉积于脑血管的中层及外膜，进而导致基底膜增厚、血管腔狭窄、内弹力层断裂，最终造成血管壁类纤维蛋白样坏死及微动脉瘤形成等。

CAA 在常规 T1WI、T2WI 具有脑出血形成的血肿信号变化特点，出血部位多处于脑叶皮质及皮质下白质，并呈多发性，此为 CAA 的典型表现。SWI 则是通过利用组织磁敏感性不同而成像的一种技术，其能显示常规 T1WI、T2WI 序列不能检出的一些脑微小出血灶，并在图像上表现为边缘清楚的低信号区。

因此，通过 SWI 检查，能提高颅内出血的检出率，其敏感性及特异性均要高于常规 T1WI、T2WI。临床上尚无能抑制淀粉样蛋白沉积的药物，有学者指出肾上腺皮质激素可能加速淀粉样物质沉积，故一般不主张应用。脑血管淀粉样变性并发脑出血一般采取内科保守治疗，出血严重时可行血肿清除术。对于该病目前尚无特效疗法。

参考文献

1. 陈志章，黄勇华，王勇，等. SWI 在脑血管疾病中的临床应用［J］. 中国中西医结合影像学杂志，2015，13（2）：191－193.

2. 蒋媛静. 脑微出血诊断及危险因素的研究进展［J］. 中华老年心脑血管病杂志，2014，16（1）：103－105.

3. 韦铁民，吕玲春，周利民，等. 脑微出血的磁共振诊断研究进展［J］. 中华医学杂志，2013，93（25）：2007－2009.

笔记

病例 33
老年急性脑梗死出血转化

病例介绍

患者，男，68岁。主因"持续头痛3周，加重伴头晕1天"入院。

现病史：患者3周前无明显诱因出现头痛，以双侧颞叶、枕部为著，剧烈疼痛感，持续发作，影响睡眠及日常生活，发作前无闪光等先兆，伴右下肢乏力，无恶心、呕吐、畏光、畏声、眼部疼痛、意识障碍、精神行为异常、视物双影、肢体无力等症状。1天前傍晚17:00体力劳动后出现头痛程度突然加重，就诊于外院，行颅脑CT示颅内多发缺血灶，部分软化灶形成，具体诊疗不详，患者症状未缓解，为进一步诊疗收入我科。

既往史：高血压；2型糖尿病；冠心病，心房颤动，PCI术后，长期口服冠心病二级预防药物；慢性肾病。

个人史：长期大量吸烟史。

[体格检查]

心律 89 次/分，节律绝对不齐，第一心音强弱不等，其他内科系统体格检查无特殊。神经系统体格检查：神清语利，双眼左侧视野同向性偏盲，左侧鼻唇沟浅，口角向右歪斜，余神经系统体格检查未见明显异常。NHISS 评分为 3 分。

[入院诊断]

①头痛待查，急性脑梗死？②高血压 3 级（极高危），③2 型糖尿病，④冠状动脉粥样硬化性心脏病，稳定型心绞痛，心律失常，心房颤动，心功能 Ⅱ 级，冠状动脉支架植入术后。

[辅助检查]

化验：血糖 7.91 mmol/L↑，糖化血红蛋白 7.8%↑，谷丙转氨酶 37.4 g/L↑，同型半胱氨酸 46.71 μmol/L↑，肌酐 143 μmol/L↑，癌胚抗原 3.13 ng/mL↑。颅脑 MRI（图 33-1）示：右侧颞枕叶慢性出血性脑梗死，多发腔隙性脑梗死，脑白质变形，脑萎缩。颅脑 CT：右侧颞枕叶亚急性出血性脑梗死。

颅脑 MRI：右侧颞枕叶 T_1 为低信号，Flair 为高信号，Swan 可见低信号出血点，增强上病灶无强化。

颅脑 MRA：右侧颈内动脉末端闭塞。右侧大脑后动脉 P1 段狭窄。胸部 CT：双肺少许渗出，右主支气管内结节，不除外痰栓。PET-CT 检查：右侧大脑枕叶及颞叶、放射冠区多发低密度影，葡萄糖代谢减低，左侧脑室扩大，脑萎缩可能，双肺下叶陈旧性病变，双肺下叶多发肺大泡。颅内病变考虑为脑梗死。心脏超声未见附壁血栓。双下肢动静脉超声示双下肢动脉粥样硬化形成。

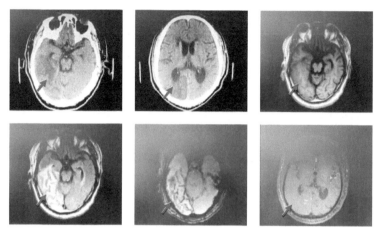

图 33 – 1 颅脑 MRI：右侧颞枕叶片状低密度影，其中有点状高密度影

病例分析

定位定性：根据体格检查提示患者双眼左侧视野同向性偏盲，双侧直接、间接对光反射都存在，定位于右侧视辐射或枕叶视中枢损伤；左侧中枢性面瘫，定位于右侧皮质脑干束。定性：患者老年，既往高血压、2 型糖尿病、长期吸烟史，存在动脉粥样硬化危险因素，且有房颤病史，亚急性病程，体力劳动后急性加重，应考虑为：瘤卒中、脑梗死、脑出血、蛛网膜下腔出血、副肿瘤等可能。

病因分析：根据患者发病后的颅脑 CT 未见出血及占位，基本上可以除外瘤卒中、脑出血、蛛网膜下腔出血可能。根据入院后颅脑 MRI 检查结果确诊为出血性脑梗死，病因分析：①脑栓塞：患者有房颤，不除外心源性栓塞可能，进一步行心脏超声寻找赘生物，但患者病灶集中，只累及右侧颞枕叶，其他脑组织没有受累，心源性栓塞病灶一般较分散，可累及双侧大脑半球，或前后循环均有受累，从这一点上难以用心源性栓塞解释。动脉到

 笔记

动脉的栓塞：颅脑 MRA 示责任血管右侧大脑后动脉 P1 段狭窄，目前考虑此病因可能。瘤栓可除外，PET – CT 检查未找到占位病变。②夹层后再通：可进一步行 DSA 检查、颅内动脉高分辨率核磁检查明确右侧大脑后动脉狭窄处管壁结构。③烟雾病（moyamoya）：颅脑 MRA 见右侧颈内动脉末端闭塞，但未见到异常血管网形成，也无右侧颈内动脉分布区大面积脑梗死，故考虑右侧颈内动脉为慢性闭塞。

药物治疗：患者入院后给予氯吡格雷 75 mg 抗血小板（因合并出血故未给双抗治疗），阿托伐他汀钙片 40 mg 强化调脂稳定斑块，改善微循环、改善脑细胞代谢、控制血压、血糖等治疗。患者主观症状逐渐好转。后停用抗血小板药物，1 个月后复查出血吸收，3 个月后给予口服达比加群酯 110 mg bid 预防房颤栓塞治疗。CHADS$_2$ 评分为 4 分，血栓风险为高危。同时出血风险高危，但是达比加群颅内出血的风险低于华法林。因此选用达比加群酯抗凝治疗。

病例讨论

脑梗死后出血性转化（hemorrhagic transfor – mation，HT）是指脑梗死后缺血区血管重新恢复血流灌注、梗死区内继发出血，是脑梗死急性期常见的临床并发症，可导致临床症状加重，发生率为 3.36% ~ 43.70%。随着溶栓、取栓技术的开展及 MRI 的广泛应用，HT 临床诊断率越来越高，对 HT 的研究也越来越重视。目前达成共识的 HT 危险因素有：大面积脑梗死、溶栓、神经功能缺损程度和年龄因素。对心房颤动、入院时高血糖、高血压、抗凝治疗等因素在 HT 发生中的作用报道不一，尿酸在 HT 中的作用尚不明确。有

笔记

报道提示在疾病超急性期血液中的人基质金属蛋白酶-9浓度上升可提示溶栓后出血转化概率上升。此外，钙结合蛋白（S100B）、星系胶质细胞质蛋白的血清水平、内源性凝血状态都对出血转化的风险有提示作用。该患者梗死面积较大且累及皮层，为其发生出血转化的原因。

HT一般分为出血性脑梗死（haemorrhagic infarction，HI）和脑实质血肿（parenchymal haemorrhage，PH）两型，欧洲急性卒中合作组织将每型进一步分为2个亚型，HI-1型：沿着梗死灶边缘小的斑片状密度增高影；HI-2型：梗死灶内有较大的融合性斑片状影，但没有占位效应；PH-1型：血肿块不超过梗死区的30%，并伴有轻度占位效应；PH-2型：高密度血肿块超过脑梗死面积30%，伴有明显的占位效应。有关HT不同亚型危险因素分层研究较少，且HT不同亚型预后不一。HI-1型一般预后较好。HI-2型一般不会导致临床症状加重；PH-1型可导致患者早期临床症状恶化，但不会增加患者3个月内病死率和致残率；PH-2型可导致患者24 h内临床症状加重，且增加患者3个月内病死率和致残率。该患者分型为HI-2型。

抗血小板治疗对于卒中患者而言具有重要地位，然而缺血性脑卒中的分型不同，抗血小板治疗对出血性转化风险的影响也有所不同。有研究认为，对出血性转化患者的治疗不能一概而论，可以根据患者的ECASS分型做出治疗选择。对于HI-1型及HI-2型患者可继续给予抗血小板药物，对于PH-1型及PH-2型患者应停用抗血小板药物，但不需使用止血药物。目前正在探索中的治疗方法包括高压氧治疗、降糖药、他汀类药物、激素、免疫调节剂、抗氧化剂等。

专家点评

本例患者自觉症状不明显，神经系统体格检查有偏盲，中枢性面舌瘫，结合患者影像学检查，诊断脑梗死出血性转化明确，对于大面积的皮层梗死要注意复查颅脑 CT 甚至颅脑 MRI 的 SWI 象，警惕有无出血转化。针对该患者右侧颈内动脉闭塞，指南对于慢性完全性闭塞患者并不推荐行颈动脉内膜剥脱术（carotid endarterectomy, CEA）治疗。但近年来部分中心的闭塞再通尝试似乎有所帮助。因此，有下列情况者可以考虑 CEA 治疗：①症状性患者；②脑灌注影响证实闭塞侧大脑半球呈现血流动力学障碍；③尽量在有经验的中心或由有经验的医生实施；④建议在严谨的前瞻性临床试验中实施。因此，该患者的右侧颈内动脉闭塞可以暂不处理。

参考文献

1. KABLAU M, KREISEL S H, Sauer T, et al. Predictors and early outcome of hemorrhagic transformation after acute ischemic stroke [J]. Cerebrovasc Dis, 2011, 32 (4): 334 - 341.

2. D'AMELIO M, TERRUSO V, FAMOSO G, et al. Early and late mortality of spontaneous hemorrhagic transformation of ischemic stroke [J]. Stroke Cerebrovasc Dis, 2014, 23 (4): 649 - 654.

3. LIBMAN R, KWIATKOWSKI T. Asymptomatic hemorrhage after thrombolysis may not be benign: prognosis by hemorrhage type of the Canadian alteplase for stroke effectiveness study registry [J]. Stroke, 2007, 38 (9): e88.

4. HO W M, REIS C, AKYOL O, et al. Pharmacological Management Options to Prevent and Reduce Ischemic Hemorrhagic Transformation [J]. Curr Drug Targets, 2017, 18 (12): 1441 - 1459.

病例 34
因肺部感染致老年谵妄

病例 34
因肺部感染致老年谵妄

病例介绍

患者，女，81 岁。主因"发热、咳嗽 8 天，意识改变 2 天"于 2018 年 5 月 20 日入院。2018 年 5 月 12 日，患者无明显诱因出现发热，体温最高 39.6 ℃，咳黄痰，食欲缺乏。入我院急诊，查血常规示，白细胞 7.28×10^9/L，中性粒细胞 86%；胸部 X 线片示右下肺斑片影。予莫西沙星抗感染治疗 4 天，用药第三天体温降至正常，5 月 16 日停用莫西沙星。2018 年 5 月 18 日，患者出现睡眠倒错、烦躁、不认识家人，反复诉说有人要害她。发病以来，大便正常，夜尿每天 3 次。

既往史及用药情况：高血压病史 40 年，服用氨氯地平片和美托洛尔治疗，血压控制良可。有睡眠障碍，长期服用艾司唑仑，近

笔记

267

5 日未服药。家人诉患者 30 年前曾被诊断为"精神分裂症",曾间断服用锂盐治疗,近 10 年神志正常,未服任何抗精神病药物,患者近一年来与老伴居楼房一层,有一子别居,可独立生活,否认药物过敏史。

[体格检查]

体温 36.8 ℃,脉搏 84 次/分,呼吸 22 次/分,血压 130/80 mmHg。患者问答切题,时间和空间定向力差,计算力下降。颈软,视力和听力尚可。右下肺可闻及少量湿性啰音,心、腹体格检查未见异常。四肢肌力和肌张力正常,双下肢不肿。双侧巴宾斯基(Barbinski)征阴性。

[辅助检查]

血气分析:pH 7.521,PO_2 66.2 mmHg,PCO_2 30.1 mmHg,钾 3.8 mmol/L,钠 130 mmol/L,血糖 8.3 mmol/L。头颅 CT 示:腔隙性梗死灶,双侧脑室周围脱髓鞘改变。

[入院诊断]

①社区获得性肺炎;②谵妄;③高血压病 3 级(高危);④电解质紊乱,低钠血症。

[诊疗过程]

入院当日,患者表现暴躁,拔输液管,对医护人员进行肢体攻击。针对患者的情绪波动,采取了以下诊疗措施:①去除诱因,纠正低钠血症,保证出入量平衡;②抗感染治疗,因患者有咳嗽、咳痰症状,肺部听诊可闻及湿性啰音,肺部 CT 可见右下肺渗出性病变,给予头孢唑肟 2.0 g(每日 2 次)静脉滴注,氨溴索 90 mg(每日 1 次)静脉推注抗感染、化痰;③行为干预,请患者儿子至医院安慰患者,不用约束带,提供日历和钟表助其恢复定向力,加强日间活动，调节病室光线，保证夜间睡眠；④精神药物治疗，给予持续泵入小剂量情绪稳定剂丙戊酸钠，以 1 mg/（kg·hr）的速度静脉滴注，多次肌内注射氟哌啶醇，抗精神病症状，稳定后，予口服非典型抗精神病类药物，喹硫平 100 mg，每晚一次，待谵妄症状消失，情绪平稳后，逐渐减量至 50 mg，每晚一次。

[治疗后转归]

2 日后，患者神智及定向力恢复正常，记忆力仍有减退；可自行于室内行走，食欲、睡眠正常，二便正常。体格检查血压 120/60 mmHg，除右下肺闻及少量湿性啰音外，无明显异常。继续给予抗炎、化痰、降压等，2 周后患者出院。出院时仍服用小剂量喹硫平 50 mg（每晚 1 次）、奥沙西泮 15 mg（每晚 1 次），3 个月后随访，神志清，定向力正常，停用喹硫平，继续服用奥沙西泮及其他降压药等药物。

病例讨论

谵妄是一种急性脑功能下降状态，伴认知功能改变和意识障碍，也称急性意识混乱状态或代谢性脑病。老年人谵妄发病率非常高，是常见且严重的老年问题，但诊断率低，约 70% 的患者未被诊断。

危险因素：有痴呆、脑器质性损害或卒中史，或出现抑郁状态；高龄，合并多种躯体疾病；活动不便或受限。

常见诱因：①药物：新加用的药物、原药物加量、药物间相互作用及酒精，须特别注意的药物包括抗胆碱能药、三环类抗抑郁药、镇静催眠药、抗精神病药、利尿剂、抗生素（如喹诺酮、碳青霉烯类尤著）及消化系统药物（如西咪替丁、雷尼替丁和甲氧氯普

笔记

胺等）。该患者使用莫西沙星治疗 4 天，停药后 2 天出现精神症状，考虑与该药的不良反应无关；②电解质紊乱：因脱水、血钠失衡及甲状腺异常等引起；③药物用量不足：如停用长期应用的镇静催眠药或酒精及镇痛药物剂量不足（疼痛控制不满意）；④感染：以泌尿和呼吸系统感染多见。该患者存在肺部感染的应激反应，考虑此次肺部感染为谵妄的主要诱因；⑤感觉输入减少：如存在视力或听力障碍等；⑥颅内病变：包括颅内感染、出血及肿瘤等，较少见，仅在有新的局灶性神经系统表现或其他检查均阴性时才考虑；⑦排尿或排便异常：如尿潴留及粪嵌塞；⑧心肺功能异常：包括心肌梗死、心律失常、心力衰竭加重，慢性肺病加重及缺氧等。

临床表现：患者症状常迅速波动，且有日落后加重趋势。特征性表现是意识混乱，伴时间、地点及人物定向障碍，注意力难以集中，可伴性格、情绪和行为改变，甚至出现妄想和幻觉（通常为幻视）。在诊治谵妄患者时，尤其要注意与照料者沟通，询问患者平日基础情况，并与现状进行比较。

诊断、分型及识别：根据美国《精神疾病诊断与统计手册第四版修订版》(DSM - Ⅳ - TR) 诊断标准，谵妄的诊断须符合：①意识障碍（注意力障碍和环境识别力下降）；②认知功能改变（记忆力缺陷、定向力障碍及言语混乱）或知觉异常（如视错觉、幻觉）；③快速起病（数小时至数天），病情在一天内起伏变化；④有引起谵妄的生理情况证据（躯体疾病、治疗及全身情况），亦可出现睡眠障碍（包括睡眠觉醒周期改变）和精神行为异常等。

根据临床表现，谵妄可分 3 型：①活动亢进型，表现为高度警觉状态，不安，对刺激过度敏感，可有幻觉或妄想；②活动抑制型，表现为嗜睡及活动减少，此型在老年人中较常见，因症状不易被察觉，常被漏诊；③混合型谵妄，须与抑郁状态和痴呆鉴别，前

笔记

者表现为情绪、心境低落，至少持续 2 周，后者为慢性渐进性改变，病情均无明显波动。因谵妄预后不良，必须进行快速识别。在临床工作中，常采用意识障碍评估法（CAM）识别谵妄，该方法简洁、有效，诊断敏感性为 94%～100%，特异性为 90%～95%。

CAM 评估包括 4 项：①出现急性神经功能状态改变且有波动。问诊要点：患者的认知功能是否较基础水平发生急性变化？这种异常在一天中是否有波动？②注意力不集中。问诊要点：患者的注意力是否不易集中（易转移注意力或不能继续正在讲述的话题）？③思维混乱。问诊要点：患者的思维是否混乱或不连贯（对话不切题、意思不明确、语无伦次或突然转移话题）？④意识清晰程度改变。问诊要点：患者的神志是否清晰［警觉、嗜睡（易叫醒）、昏睡（不易叫醒）、昏迷（不能叫醒）］其中①、②为必需。结合本例患者既往病史、本次发病的临床表现，考虑患者为混合型谵妄。

预防及治疗：对于谵妄，预防（即去除诱因）重于治疗。进行多方面干预可使 70 岁以上住院患者的谵妄发生率降低约 1/3。术前综合评估可显著降低围手术期谵妄发生率。

专家点评

本例患者既往有精神病史，本次因肺部感染出现谵妄，谵妄在躯体疾病的急性期或病情严重时更易发生，一般认为躯体疾病恶化时产生谵妄状态者预后差，病死率高。对于已发生谵妄的患者，最重要的治疗是明确并去除可逆性病因或诱因。以行为干预疗法（包括上述各项预防措施）为主，但须家属积极配合。值得强调的是，在与患者交流的过程中，要令患者有安全感，通过交流，使患者恢复定向力；尽量减少插管治疗（可用集尿器代替尿管），且不应束

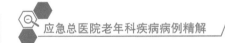

缚患者。

当老年谵妄患者出现下列情况时，可考虑进行药物干预（原则上尽量不用）：①有妄想和幻觉，并引起患者极度恐慌；②患者有危险行为，危及患者自身或他人安全；③陪护或家属陪伴安抚和言语安慰无效。可酌情选用小剂量氟哌啶醇或非典型抗精神病药物（如利培酮、奥氮平、喹硫平等）。氟哌啶醇作为传统的抗精神药物治疗谵妄曾经作为首选一线药物，临床广泛应用。近年来，由于奥氮平、喹硫平等作为新型非典型抗精神病药，疗效与氟哌啶醇相当，但起效更快且不良反应较小而逐渐取而代之。新型非典型抗精神病药物对大脑黑质纹状体部多巴胺受体阻断作用较轻，有较高的临床效能椎体外系不良反应小，特别适合老年人。

参考文献

1. 刘毅，陈海云，喻秀兵. 老年患者术后谵妄发生的相关问题［J］. 中国老年学杂志，2009，29（21）：2829 - 2831.

2. 中华医学会精神科分会. 中国精神障碍分类与诊断标准（CCMD - 3）［M］. 3 版. 济南：山东科学技术出版社，2001，58.

3. 赵焕华，尤年兴，晏云兴，等. 奥氮平治疗谵妄 38 例临床分析［J］. 临床精神医学杂志，2002，12（3）：156.

4. 邹文淑，王剑峰，唐文，等. 奥氮平与氟哌啶醇治疗老年谵妄的随机对照研究［J］. 中华老年心脑血管病杂志，2010，12（3）：245 - 247.

笔记

病例 35
以躯体化障碍为首发症状的老年抑郁症

病例介绍

患者，男，68岁。主因"发作性头晕、心悸及情绪低落伴失眠3年"就诊。患者5年前与妻子离婚后独居，于3年前无明显诱因出现头晕，自觉心跳快，情绪波动时明显，无其他伴随症状，因担心自己患"心脏病、脑梗死"而反复就医、检查，各项检查指标均正常，但患者自认为身体差，逐渐出现情绪低落。对事物缺乏兴趣，自觉乏力，走不动而不愿出门，整天唉声叹气，愁眉苦脸。自诉凌晨2:00~3:00醒来以后不能再入睡。曾在我科门诊就诊，医生考虑为"抑郁症"，建议药物治疗。由于患者担心药物不良反应大，患者服药依从性差，常自行减量或停药。

既往史：10余年前血压升高，血压最高160/90 mmHg，诊断高血压2级，目前口服氨氯地平1片/日，血压控制良好；高脂血症病史4年，间断口服阿托伐他汀降脂，近期未复查。

个人史：患者吸烟30余年，每日10支，无酗酒等不良嗜好。性格内向，多虑，不爱交际。家族史无特殊，否认精神疾病史。

[体格检查]

生命体征平稳，心肺腹四诊未见异常，神经系统检查无特殊。精神状况检查：神志清，交谈合作，否认幻觉妄想，面容哀愁，言语减少，承认情绪低落，兴趣明显减少，早醒，无自杀倾向。焦虑体验明显，对治疗药物不良反应担心顾虑多，定向力完整，记忆力无明显减退，计算力尚可，存在自知力、理解力、执行力。心理测量评估：治疗前抑郁自评量表（SDS），总分67，标准分83.75；焦虑自评量表（SAS），总分54，标准分67.5；症状自评量表（SCL-90），抑郁平均分3.62，焦虑平均分3.40，躯体化平均分2.50。

[入院诊断]

①抑郁症；②高血压病2级（高危组）；③高脂血症。

[诊疗过程]

患者对药物治疗感到焦虑，担心药物不良反应，曾有在医生开具抗抑郁药物后不规律服用，甚至中止治疗的情况。故医生决定治疗早期利用一般性支持治疗和认知行为治疗帮助患者。①目标为建立良好的医患关系。为患者说明解释病情特点及药物治疗情况，每周患者参与一次放松训练。②根据该患者的情况，逐步纠正患者认知过程中的不良认知，如身体不适与焦虑的关系，让患者认识到改善焦虑状态可以明显改善睡眠质量及无力等症状，并非真正的"身体不健康"。这个内容在整个诊疗方案中需要不断重复。③在治疗后期，给予患者抗抑郁药物治疗：舍曲林50mg（每日1次），劳拉西泮0.5mg（每日1次）。不断巩固患者正确的健康、疾病关系思维模式，建议患者定期体检，形成规范的健康、疾病关注模式，停止如反复就医检查，长期卧床休息，习惯性研究药物说明书等不良行为。

[治疗后转归]

经过上述治疗，患者对治疗的依从性明显增加，能够坚持规范药物治疗。治疗 4 周后，SDS：总分 41，标准分 56.5；SAS：总分 34，标准分 41.25；SCL-90：抑郁平均分 2.30，焦虑平均分 2.10，躯体化平均分 1.50。治疗 3 个月后，SDS：总分 36，标准分 45；SAS：总分 27，标准分 33.75；SCL-90：抑郁平均分 1.70，焦虑平均分 1.50，躯体化平均分 1.00。3 个月后门诊复诊，患者情绪明显改善，目前服用舍曲林 50 mg（每日 1 次）维持治疗。

病例讨论

对老年抑郁症目前尚未有严格的定义，通常指 55～60 岁以上的抑郁障碍患者（狭义上指抑郁障碍首次起病年龄在 55 或 60 岁之后的患者）。我国尚缺乏大样本的老年抑郁障碍的流行病学资料，欧洲 14 个国家的流行病学资料显示，≥55 岁的老年人抑郁障碍患病率为 8.6%～14.1%（平均 13.5%），其中严重抑郁患病率为 1%～4%。负责本患者抑郁症的医生，在经过对患者和家属的细致问询后，医生发现患者因与妻子离婚，遭受了巨大的精神打击，再加上其他一些不良因素，患上了抑郁症。老年抑郁症会使患者行为阻滞，缺乏运动，行为缓慢，躯体及肢体活动减少，其抑郁症状容易被躯体症状所掩盖，更易被误诊为其他神经系统疾病。

与年轻抑郁障碍患者的临床特点相比，老年抑郁障碍患者除情绪压抑、兴趣减低、无愉快感、思维迟缓等典型症状外，焦虑、激越、抱有消极意念、出现消极行为、躯体化等症状相对突出。目前对抑郁障碍的治疗以药物治疗和心理治疗为主。与年轻抑郁障碍患者相比，老年抑郁障碍患者的诊疗方案是一个长期、复杂的过程，无论是应用药物还是物理治疗等都应听从专业医生的指导。切不可盲目用药，以免使病情恶化或造成药物中毒。同时由于老年人的高龄、生理功能退化、社交退缩等，无论哪一种治疗方式都要在制定治疗方案时体现相对简单、易行的特点。

专家点评

老年抑郁状态在老年人中并不少见。通过病例分析，我们不难发现，老年人群心理十分脆弱，而老年抑郁症往往表现为心悸、胸闷、腹痛、腹胀、失眠、疼痛、难以描述的不适等症状，对自己的身体状况表现的极度担忧，过度关注，反复就诊，但各种检查难以解释症状，此时应想到可能合并焦虑、抑郁状态。由于老年人更多合并心脑血管疾病，选择抗焦虑抑郁药物时，要考虑药物的代谢途径及相互作用，考虑药物对心血管事件的影响。尽量选择不增加心脑血管事件的药物，增加剂量或停药的速度尽量平缓。诊疗方案中加强对肝肾功能的监测。对老年抑郁症患者的治疗，要从家庭子女的关爱、支持、全社会对老年人群的重视和尊重等方面共同着手。尽快识别老年抑郁症，尽早治疗，努力提高老年患者的生存质量及幸福指数。

参考文献

1. YU J, LI J, CUIJPERS P, et al. Prevalence and correlates of depressive symptoms in Chinese older adults: a population – based study [J]. Int J Geriatr Psychiatry, 2012, 27 (3): 305 – 312.

2. 苏晖，江开达，徐一峰，等. 抑郁症首次发病患者认知功能的研究 [J]. 中华精神科杂志，2005，38 (3): 146 – 149.

3. 武力勇，魏镜，李舜伟. 抑郁症患者伴发认知功能损害的研究进展 [J]. 中华精神科杂志，2004，37 (3): 188 – 189.

病例 36
从早期抑郁障碍发展成痴呆

病例介绍

患者，女，69岁。主因"进行性言语减少2年，加重伴记忆力明显减退半年"入院。患者15年前因患糖尿病，自觉生活能力明显下降，平素生活起居需家属照护，逐渐出现情绪低落，但未予重视，未就诊。4年前出现言语不利，行头颅MRI检查结果提示：多发腔隙性脑梗死（含脑干），于我院神经内科住院治疗，给予改善循环、抗血小板凝集等药物后，症状好转。但遗留不完全运动性失语，出院后出现情绪低落、记忆力减退进行性加重，失眠严重，严重影响生活质量。行SAS 45分，SDS 67分，考虑为抑郁状态，给予舍曲林50 mg qd，3个月后自觉症状好转，自行停药。MMSE 27

分，MOCA 25 分，考虑存在轻度认知障碍，暂未予药物治疗。2 年来患者逐渐出现说话减少，反应迟钝，认识家人但健忘，以近记忆障碍为主，给予多奈哌齐 10 mg qd，口服个 3 月，期间多次出现大小便失禁，家属认为与该药有关，自行停药。此后病情进展加重，半年内记忆力下降明显，少语，并出现行动迟缓，行走需人搀扶，大小便失禁次数增多，2 ~ 3 次/日。患者病程中无头痛、头晕，无精神异常，无幻觉，无肢体抽搐，无发热。体重无明显下降，二便失禁。

既往史：高血压病史 10 余年，最高血压 160/80 mmHg，未服药，未监测血压；2 型糖尿病病史 10 余年，先后使用过磺脲类、α - 糖苷酶抑制剂及胰岛素降糖，血糖控制不佳；否认冠心病病史。

[体格检查]

血压 145/80 mmHg，意识清，少语，动作迟缓，计算力、近记忆力、定向力下降。双瞳孔等大且等圆，光反应灵敏，未见眼震。双侧面纹对称，伸舌居中，转颈、耸肩有力。四肢肌力 V 级，肌张力不高，腱反射减弱，双侧巴氏征(-)，左侧掌颏反射(+)，吸吮反射(+)。感觉检查未见明显异常，共济运动检查欠合作。双下肢轻度水肿。

[辅助检查]

外院脑 CT 提示脑室扩大、广泛脑白质病变、脑萎缩。脑 MRI 提示脑内多发缺血梗死灶，脑内多发缺血脱髓鞘改变，双侧海马胼胝体萎缩，脑萎缩，双侧上颌窦轻度炎症（图 36 - 1）。

MMSE 量表评分：8 分，有认知障碍；MOCA 评分为：7 分。

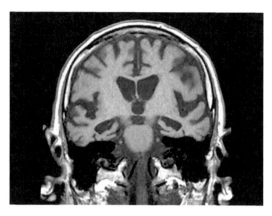

图 36 –1　脑 MRI 检查

[诊疗过程]

入院后给予控制血压及血糖、降脂、营养神经等对症支持治疗2 周，给予多奈哌齐 10 mg，每天 1 次；胞磷胆碱胶囊 0.2，每日 3次治疗。患者病情好转出院，出院时患者认知功能有所改善，MMSE 评分为：12 分；MOCA 评分为：11 分。二便失禁较前减轻。

[随访]

患者出院后，家属认为多奈哌齐、胞磷胆碱胶囊引起患者二便失禁，再次自行停药。3 个月后复诊，患者病情已发展至生活完全不能自理，失语，不认识家人。1 年后因重症肺炎去世。

病例讨论

与脑血管因素有关的痴呆，统称为血管性痴呆（vascular dementia，VaD）。临床表现为记忆（近和远）、认知、语言障碍、行为和人格改变。上述症状中有 1 项突出（除外谵妄状态等意识障碍），严重影响患者日常生活、职业和社交活动，且历时 2 周以上的应进行痴呆筛选，4 个月以上支持痴呆诊断。

根据《中国精神障碍防治指南》血管性痴呆（VaD）的诊断标准有 ICD－10、NINDS－AIREN 和 DSM－Ⅳ等，其中 1993 年 Román 等制定的 NINDS－AIREN 血管性痴呆诊断标准使用最广泛。它强调 3 个基本要素：（1）符合痴呆诊断，推荐 ICD－10、DSM－Ⅳ 和 DSM－Ⅳ－TR 诊断标准；（2）要有脑血管病的证据，推荐 CT 或 MRI 影像学检查证据；（3）两者必须有相关性，至少有以下中的一项：①在明确的卒中后 3 个月内发生痴呆；②突然认识功能衰退，或波动性、阶梯样进行性认知功能损伤。

2000 年，DSM－Ⅳ－TR 痴呆诊断标准：（1）发生多个认知领域功能障碍，包括以下两个方面：①记忆功能障碍；②至少同时具有以下认知功能损伤之一：失语、失用、失认和执行功能障碍；（2）上述认知功能障碍必须严重到足以干扰社会或职业功能，而且与以往相比明显下降；（3）认知功能障碍不只是发生在谵妄过程中。血管病证据强调：（1）梗死部位非常重要；（2）重视对血管病严重程度的判断。

血管性痴呆包括 6 个亚型：（1）多发性梗死性痴呆（MID），占 75%；（2）重要部位的单个梗死痴呆，如丘脑梗死；（3）小血管病性痴呆，包括微梗死性痴呆、皮质下动脉硬化性脑病、脑白质病变、脑淀粉样血管病（可伴出血）；（4）低灌注性痴呆；（5）出血性痴呆，如丘脑出血；（6）其他，如 CADASIL（常染色体显性遗传病合并皮质下梗死和白质脑病）。

指南推荐意见：NINDS－AIREN 血管性痴呆诊断标准（1993）具有较高的特异性（Ⅰ类证据，A 级推荐），但敏感性不及 ICD－10（1992）和 DSM－Ⅳ（2000）标准（Ⅱ类证据，B 级推荐）。前者适用于临床研究，后两者更适用于临床诊断。

痴呆筛查和评估：（1）量表评估。痴呆量表包括诊断量表、鉴别诊断量表（哈金斯基缺血量表，HIS）和疗效评价量表。常用的诊断量表是1975年的简易精神状态检查和2005年的蒙特利尔认知评估两个量表。指南推荐意见：MMSE是最常用的综合认知评估量表，足够的证据支持MMSE作为痴呆早期筛查工具和认知损害程度最有用的筛查量表，对认知损害的发展结局也具有预测价值，但检测结果受教育程度的影响（Ⅱ类证据，A级推荐）。标准的MMSE分界值是24分（≤23分为痴呆），对于受过高等教育的记忆主诉老年人，MMSE分界值应提高到27分（Ⅱ类证据，A级推荐）。此外，对记忆和语言功能评价可使用故事延迟自由回忆（DSR）或词语延迟自由回忆（DWR）检查，对执行功能和视空间功能检查可选择画钟试验（CDT）。（2）影像学评估。指南推荐意见：CT检查发现脑血管病的证据对于诊断VaD具有十分重要的意义，但对于鉴别AD与DLB或VaD目前仍十分困难（Ⅰ类证据，A级推荐）。在没有MRI的情况下，至少应该进行CT检查（专家共识）。MRI能对选择部位进行体积定量，AD早期即可发现海马体积缩小（Ⅰ类证据，A级推荐）。CT和MRI也可用于检出可逆性痴呆原因。

治疗：血管性痴呆的治疗包括药物治疗和非药物治疗。药物治疗目前主要是对症治疗。多奈哌齐可改善VaD患者的认知功能、总体印象和日常生活活动能力，且不存在剂量反应关系。指南推荐意见：多奈哌齐可改善轻中度VaD患者的认知功能，但对生活能力和总体印象的疗效不肯定（Ⅰ类证据，A级推荐）；轻中度VaD患者接受多奈哌齐治疗之前应与患者讨论可能的临床获益及安全性问题。多奈哌齐5 mg/d与10 mg/d治疗轻中度VaD疗效相当，但高剂量组不良反应高于低剂量组（Ⅰ类证据，A级推荐）。加兰他敏和卡巴拉汀同样可改善VaD患者的认知功能，但应注意胃肠不良反应的发生（Ⅰ类证据，A级推荐）。目前尚无有效药物可预防AD发生。2010年美国国立卫生研究院（NIH）就预防AD和认知功能减退指出，载脂蛋白E基因多态性（证据水平较高）、糖尿病、中年期血胆固醇水平升高、抑郁、吸烟、终生未婚和缺少社会支持（证据水平不高）与AD风险增加相关；少量摄入饱和脂肪、多摄入果蔬、轻中度饮酒、教育程度高、参与认知活动（如读写和社交）及体育运动、叶酸、他汀类药物（证据水平不高）与降低AD风险相关。关于VaD相关行为症状，如兴奋性症状、暴发性情绪或行为症状、性行为异常，常比痴呆本身对家属或照顾者造成的困扰更大。治疗上，应先除去诱因和采用非药物疗法，如音乐疗法；必要时，可应用小剂量非典型抗精神病药物治疗兴奋性症状。

🏥 专家点评

该患者存在高血压病、2型糖尿病、高脂血症等动脉粥样硬化高危因素；MRI提示脑内多发缺血梗死灶，脑内多发缺血脱髓鞘改变；MMSE量表评分：8分；MOCA评分：7分。表明有认知功能障碍，并能排除由意识障碍、谵妄、神经症、严重失语及全身性疾病或脑变性疾病所引起的痴呆，故符合临床血管性痴呆诊断标准。该患者为大脑前部皮质下白质缺血性损伤导致慢性进展性痴呆，无皮质损伤所致等失用和失认，有步态不稳和小便失禁，认为病变主要累及白质乙酰胆碱能纤维为主。多数学者认为，血管性痴呆以多次缺血性脑梗死者最为常见，并且多发性梗死是引起血管性痴呆的重要原因。血管性痴呆常有动脉粥样硬化、高血压、糖尿病病史，主要是由脑动脉硬化、多发性腔隙脑梗死或单一的大面积脑梗死所致，而且小的梗死灶越多，出现痴呆的概率越大。但一个中等程度以上的脑梗死或脑出血有时也可引起痴呆，尤其病变发生在与痴呆发生有密切关系的脑部位时，更易发生痴呆。所以脑血管性痴呆的发生与脑梗死灶的大小、多少及部位有密切关系。该病病情呈阶梯式进展，一般症状有失眠、夜间谵妄、焦虑、抑郁及情绪改变、强哭或强笑，或伴有幻觉、妄想、人格改变、不洁行为、语言不利及记忆力障碍、智能低下等。

目前对于脑血管性痴呆及发病机制的研究，大多是从脑血管病方面阐述的，但是明确的发病机制尚不清楚。作为唯一可以预防的痴呆类型，如果脑血管性痴呆能够明确危险因素，那对于其早期预防就有重要的意义。早期预防可以延缓血管性痴呆的进展，而无法有效逆转血管性痴呆的病理过程。对于该患者的治疗，在控制原发病的同时，要注意加强对于VaD患者的康复与护理，尽量鼓励患者参与社会活动和日常脑力、体力活动，并采取必要的保护措施，如防止跌倒、走失等意外。护理者应与VaD患者和家属充分交流，使其了解VaD预后和可能面对的问题，共同拟定目标和治疗计划。因此，对于血管性痴呆发病机制的研究，寻找有效的治疗措施依然是当前亟待解决的问题。

参考文献

1. 中华医学会精神病学分会. 中国精神障碍防治指南 [M]. 北京大学医学出版社, 2017, 186 – 195.

2. UK N G A. Dementia: assessment, management and support for people living with dementia and their carers [M]. London: National Institute for Health and Care Excellence, 2018, 53 – 64.

3. BUNCH T J, WEISS J P, CRANDALL B G, et al. Contact force – controlled zero – fluoroscopy catheter ablation of right – sided and left atrial arrhythmia substrates [J]. Heart Rhythm, 2012, 9 (5): 709 – 714.

4. NAGAI M, HOSHIDE S, KARIO K. Hypertension and dementia [J]. Am J Hypertens, 2010, 23 (2): 116 – 124.

笔记

病例 37
抑郁状态合并共病的用药选择

📋 病例介绍

　　患者，女，81 岁。主因"失眠、头晕 5 年余，加重 1 个月。"入院。患者 20～40 岁期间曾出现过情绪低落，当时未就医，自行缓解，未用药；60 岁之后，再次出现抑郁情绪发作，持续时间长，失眠严重，严重影响生活质量，因此患者开始寻求药物治疗，曾服用氟西汀，症状好转后停药。10 年后，再次出现抑郁发作，服用帕罗西汀，有效。每一次的药物治疗，患者只能保持 6～8 个月的良好的依从性，5 年前因自知患有多种慢性病，情绪低落，失眠，担心自己的身体健康，进行了测评。测评 SDS 评分：72 分，诊断为"抑郁状态"，再次服用帕罗西汀，但因患者依从性差，再次自行停药。半年前，患者再次出现抑郁发作，就诊于神经内科，予以帕罗西汀20 mg/d，服用8周后情绪低落有所改善，通过滴定剂量，帕罗西汀的用量调整为30 mg/d。入院1个月前，患者开始全身乏力、血压升高。对日常生活失去兴趣，没有活力，难以集中注意力，感到没有自我价值，且充满愧疚感，难以维持睡眠，早醒。SDS评分75分，SAS评分60分，诊断"抑郁－焦虑状态"入院治疗。

既往史：血脂异常（入院前一周门诊查血清总胆固醇0.80 mmol/L，胆固醇3.8 mmol/L）；高血压病3级（极高危组）（目前正在联合服用ARB、钙离子拮抗剂和β－受体阻滞剂等降压药）；2型糖尿病病史10余年，使用磺脲类、α－糖苷酶抑制剂及胰岛素降糖，血糖控制不佳，近期空腹血糖平均11 mmol/L。冠心病病史8年，肾功能不全病史5年，3年前行肾动脉狭窄行肾动脉支架植入术。

个人史：与配偶感情和睦，平素性格内向，不喜与人交际，无烟酒嗜好。

[体格检查]

身高167 cm，体重76.8 kg，身体质量指数（BMI）为27.5，提示超重；心肺腹体格检查未见异常，神经系统体格检查未见异常体征。

[辅助检查]

生化提示：BUN 5.86 mmol/L↑，肌酐130.4 μmol/L↑，尿常规提示：蛋白质(+++)↑，尿蛋白定量为5.4 g/24 h↑，属于大量蛋白尿，糖尿病肾病Ⅴ期。

[入院诊断]

根据患者的病情，考虑患者诊断为：①高血压病3级（极高危组）；②2型糖尿病、糖尿病肾病（Ⅴ期）；③抑郁－焦虑状态。

[诊疗过程]

根据患者的精神量表评分及合并的慢性疾病的严重程度。逐步停用帕罗西汀，换用为舍曲林 50 mg/d 抗抑郁。经过 2 周的替换，滴定舍曲林的剂量为 100 mg/d。监测血压，逐步调整降压药物，给予硝苯地平控释片 60 mg/d、比索洛尔片 1.25 mg/d、氯沙坦钾氢氯噻嗪片 1 片/d、特拉唑嗪胶囊 4 mg/d 联合降压治疗，患者血压维持120 ~ 140/65 ~ 78 mmHg。降糖方案：逐步停用阿卡波糖、格列美脲等药物，改为预混门冬胰岛素 30 16 U/d 联合维格列汀 50 mg/d，经过上述治疗 4 周后，患者的抑郁症状得到了非常显著的改善。SDS评分降至 47 分，提示症状轻微。血压、血糖均平稳，病情好转出院。

[随访]

患者出院 2 个月后门诊复诊，血压 130/74 mmHg；随机血糖7.1 mmol/L；SDS 评分：48 分；SAS 评分：36 分。情绪平稳，睡眠改善。继续以上治疗方案，嘱患者我科随诊。

病例讨论

本例患者基础疾病较多，有高血压、糖尿病、冠心病等心脑血管疾病，换用 TCAs（三环类抗抑郁药）是不合理的治疗方案。有证据显示，TCAs 会增加患者代谢综合征的风险，可能导致糖尿病加重、卒中，还可能增加心肌梗死的风险。此外，从新型抗抑郁药换为 TCAs 的有效性证据并不充分。舍曲林作为一种强效的 5 - 羟色胺再摄取抑制剂，具有较好的有效性；对于合并多种心脑血管病的患者，舍曲林具有良好的耐受性。

笔记

在本病例中，可使用舍曲林 50 mg/d，2 周后增至 100 mg/d，并在 2 周内逐渐减量帕罗西汀，直至停用。患者在换药过程中耐受性好，无情绪大幅度波动，血压、血糖平稳。本病例中，舍曲林的剂量无须增加，因为舍曲林作为抗抑郁治疗的药物，推荐使用的最高剂量是 200 mg/d，起效较慢，对于焦虑或失眠较重患者可短期联合使用奥沙西泮（或劳拉西泮）快速改善症状。较大剂量使用时需注意药物的不良反应。因此，对于老年抑郁患者，特别是合并多种基础疾病的共病患者，制订一个合适的药物剂量是至关重要的。考虑到患者既往多次自行停药，根据美国精神病学会抑郁症治疗实践指南（APA 指南），临床医生应与患者建立稳固的治疗联盟，并提供相关知识的宣教以防疾病的复发。目前的用药是比较合理的方案，需继续维持目前的治疗，不能过早减量或停药。对患者来说，过早停药将使复发风险大大增加，因此，目前最重要的是告知患者坚持用药的重要性，提高其治疗依从性。

专家点评

本例患者保持着良好的治疗依从性，4 周后，患者的抑郁症状得到了非常显著的改善。SDS 评分降至 47 分，提示为程度最轻的抑郁症状，或可提示抑郁症状已经得到缓解。患者的血压、血糖基本得到了控制，说明目前的治疗方案有效。接下来的 3 个月，根据《抗精神病药的使用指南》，医生密切监测了患者的情绪和血压、血糖情况。患者症状得到完全缓解，经过继续治疗，医生开始逐渐减少舍曲林剂量以降低停药带来的迟发性运动障碍风险，并在较长时间内给予低剂量的舍曲林，将其作为维持治疗药物。维持治疗期间，医生持续关注了患者是否有新发心脑血管情况或情绪波动情况。

笔记

选择老年人抗抑郁药物时，应选择疗效确切且不良反应小的药物，避免对患者造成躯体功能和认知功能的损伤，并需要及时评估不同药物间引发自杀风险的大小。剂量需基于老年人体内的药动学特点进行调整，建议从低剂量开始，缓慢增加至目标剂量。除合理用药外，还应考虑药物的相互作用和依从性，尤其在老年患者多重用药时应评估共用药物间的相互影响，进而调整药物种类或剂量；尽量选择每天服用一次的药物以提高用药的依从性，降低抑郁的复发率。

参考文献

1. CULANG – REINLIEB M E, SNEED J R, Keilp JG, et al. Change in cognitive functioning in depressed older adults following treatment with sertraline or nortriptyline [J]. Int J Geriatr Psychiatry, 2012, 27 (8): 777 – 784.

2. WEINTRAUB D, ROSENBERG P B, DRYE L T, et al. Sertraline for the treatment of depression in Alzheimer disease: Week – 24 outcomes [J]. Am J Geriatr Psychiatry, 2010, 18 (4): 332 – 340.

3. ROBINSON M, OAKES T M, RASKIN J, et al. Acute and long – term treatment of late – life major depressive disorder: duloxetine versus placebo [J]. Am J Geriatr Psychiatry, 2014, 22 (1): 34 – 45.

笔记